当代医学的困境

Our Present Complaint: American Medicine, Then and Now

北京大学医学人文译丛

当代医学的困境

Our Present Complaint: American Medicine, Then and Now

原　著　Charles E. Rosenberg

主　译　张大庆

北京大学医学出版社

图书在版编目（CIP）数据

当代医学的困境 /（美）罗森伯格（C.E. Rosenberg）原著；张大庆主译 .
—北京：北京大学医学出版社 , 2016.1
书名原文：Our Present Complaint: American Medicine, Then and Now
ISBN 978-7-5659-1239-9

Ⅰ . ①当… Ⅱ . ①罗… ②张… Ⅲ . ①医学—研究 Ⅳ . ① R

中国版本图书馆 CIP 数据核字 (2015) 第 223033 号

北京市版权局著作权合同登记号：图字 : 01-2010-6839
Our Present Complaint: American Medicine, Then and Now
by Charles E. Rosenberg
© 2007 The Johns Hopkins University Press
All rights reserved. Published by arrangement with the Johns Hopkins University
Press, Baltimore, Maryland.
Simplified Chinese Translation © 2015 by Peking University Medical Press.
All Rights Reserved.

当代医学的困境

主　　译：张大庆
出版发行：北京大学医学出版社
地　　址：（100191）北京市海淀区学院路 38 号　北京大学医学部院内
电　　话：发行部 010-82802230；图书邮购 010-82802495
网　　址：http : //www.pumpress.com.cn
E — mail : booksale@bjmu.edu.cn
印　　刷：中煤涿州制图印刷厂北京分厂
经　　销：新华书店
责任编辑：刘　燕　　责任校对：金彤文　　责任印制：李　啸
开　　本：710 mm × 1000 mm　1/16　印张：13.75　字数：177 千字
版　　次：2016 年 1 月第 1 版　2016 年 1 月第 1 次印刷
书　　号：ISBN 978-7-5659-1239-9
定　　价：58.00 元

序

　　20 世纪 70 年代以来，医学技术引发的伦理、法律与社会问题日显突出，从而激发了医学界及社会各界对医学人文社会科学研究的广泛关注，医学人文社会科学的跨学科研究随之孕育而生。20 世纪 80 年代以后，欧、亚、澳等地区的医学人文学教育与研究迅速发展。一般认为，一个学科的建立应有三个代表性标志，即在大学中设立教席、建立独立的学术团体以及拥有自己的专业期刊。在 20 世纪 70 年代以后，随着生命伦理学的兴起，关于生命伦理与医学伦理的学科得到了迅速发展，在医学人文学科群中占据了突出地位，因此，有学者指出，在 20 世纪上半叶，欧美各国主要是通过医学史课程来培养医学生对医学中人文价值的认识，在 20 世纪下半叶，医学伦理取代了医学史，成为医学生认识和分析当代医学危机的工具。实际上，面对当代医学和卫生保健中日益增多的人的价值问题，人们认识到解释和解决这些问题需要更宽阔的视野。

　　虽然医学人文学的概念已为学界所接受，然而，对医学人文学的学科性质、研究领域、学术范式等却存在着不同的理解。"医学人文学"这个词具有多重含义，有人仅仅将之视为医学伦理学的同义词，或将其作为人际沟通技巧、行为科学的一部分，也有人提出医学人文学实质上是一种人文的医学。著名生命伦理学家佩莱格里诺（E. D. Pellegrino）则从医生素质的构成上来阐述他所理解的医学人文。他认为作为医学基础的人文学科包括文学、哲学、历史、艺术、音乐、法律、经济、政治学、神学和人类学等。这些人文学科在医学中具有正当、合理的位置，它不应只是一种绅士的品质，不是作为医疗技艺的彬彬有礼的装饰，也不是为了显示医生的教养，而是临床医生在做出谨慎和正确决策中应必备的基本素质，如同作为医学基础的科学知识和技能一样重要。

我国医学人文社会科学的发展还处于起步阶段，亟须深化学科的基础建设和提升学科的认知度。究竟什么是医学人文学？迄今国内学界依然存在着争议，对医学人文学的学科性质、学术领域以及研究纲领等也存在着不同的理解与取径。因此，我们编译了一套"北京大学医学人文译丛"，以引介当代国际医学人文社会科学领域最重要的学术思想和学科经典为目的，为我国医学人文学科的发展提供参考和借鉴。

此外，我们还将推出"北京大学医学人文论丛"，出版国内医学人文社会科学学者的研究性学术专著，希望通过一段时间的积累，为我国的医学人文学科建设与发展奠定一个坚实的学术基础。我们也希望医学人文社会科学的学界同仁积极参与，不吝赐教，共同促进我国医学人文学科学术研究的繁荣与深入。

张大庆

2015 年 6 月 4 日

Contents 目 录

I 回

绪论：目前困境之溯源

而今行医，实为不易。无论对于医生还是病人而言，此时美国的医学既是最好之时，亦为最糟之际。医生从未如此有效地干预身体，从未如此清楚地了解健康和疾病的机制，也从未如此多地感到限制——如果不是管制的话——受到官方指南和强制性的管理监督。随着技术能力的增加，医生的自主性却减少了，这实在是一种怪异的境况。在过去的半个世纪里，医学由于技术的突飞猛进发生了巨变，不过在某种程度上它依然保持着自己的传统，即在救治人类疼痛、疾病以及医治特殊男女失能方面而努力。病人总是个体的——即便是根据总体特征和一般了解来对他或她进行治疗——临床医生总是处于官僚化的世界和病人个体之间，而在这个官僚化的世界里，有着人们达成共识的数据、程序和实践。

病人、担忧健康的人以及他们的家庭成员发现他们处于一个期望值总是在发生变化的平行世界里。我们，甚至医生，都是病人，或将成为病人或病人家属。虽然我们以往从来没有对医学科学产生如此多的愿望，但我们对技术的希望被对称的矛盾态度所平衡。基于科学的技术允诺提高生命质量和降低死亡率，但它又可能导致人为地延长病痛和伤残的生命敌托邦（a dystopia of life）。此外，还需要付出经济上的代价。即使对最乐观的医学发明进行辩护也不能忽视日益增加的医疗保健费用。在某种程度上，费用是与我们钦佩的技术相伴随的。同时，我们也应该清醒地意识到，临床服务的分配尚不普遍或均衡。在写此导言时，有 4000 多万美国人还缺乏健康保险，医疗费用依然是导致个人破产的主要原因。此外，另一个悖论也使社会与医学的关系更为复杂。尽管对治疗效果的预期从未如此令人鼓舞，但病人对医生的信任却降低了，医学职业的声望日渐衰退[1]。人们对制药产业更是缺乏信任。

政府在医疗保健中也逐渐扮演了一个不可替代但又定义含糊的角色。然而，国家、企业界以及市场本身已成为焦虑、希望和失望的另一个来源。只要翻看早晨的报纸或听新闻广播，你就会看到，一方面，媒体常常报道科学"突破"的故事；另一方面，也会看到各式各样反复出现的不如意的功能失灵——市场热销的药物具有未料想到的副作用；利益冲突的调节；大多数美国人的医疗保健不适当或缺乏，哮喘或成人型糖尿病等疾病的流行，这些似乎与经济发展和物理环境的改变讽刺性和结构性地联系在一起。进步必然要付出代价。我们还生活在新疾病和生物恐怖主义预示末日的威胁中，生活在世俗怨愤中。这些怨愤来自于经常冲动的、非人性化的、营利导向的、碎片化的、技术依赖的临床实践，以及因人口老龄化导致的医疗费用增加的问题。这是病人、医生和政策制定者们所面临的难题。我们目前抱怨不切实际的医疗期待，抱怨日常瑕疵，抱怨医生和病人都不适应自己的角色，这些抱怨已经从严厉指责的急性发作转变为一种慢性态度病。本书呈现了一个历史学家尝试将这些矛盾放入一个更长时段的视域里，联系过去与现在，对新治疗秩序的前景、疾病和疗效的观念以及医学职业的世俗作用和责任提供一些思路。

从美国建立至今，医学的方方面面都已改变了。建国之初，费城是美国的首都，是美国最大的城市。乔治·华盛顿是这个新国家的第一任总统。那时医生通常是在病人的家里开展医疗活动，所谓的家庭治疗就源于此。医生不仅治疗家庭的每一位成员——通常还有仆人或学徒——

并且是在病人自己的卧室里给予医治。对当时的人们来说，在医院和救济院获得照料是令人羞耻的事情，因为那是为了应付农民们涌入城市后成为都市贫民的少数人而开设的。当时没有医疗专业人员，只有一些庸医和少量的城市健康咨询专家。

疾病本身随着病人的不同而异。疾病不被认为是一组特殊的实体，即每种疾病都具有其特征、一般可预期的病程及发病机制，而是一种病人个体的生理状态，其原因是多因素的（只有少数除外，如天花，似乎确实是因某种特殊物质的播散引起的）。即便是可怕的流行病，如1793年袭击费城的黄热病，被认为原因是特殊受污染的微环境——假设在空气中存在某种物质，再加上个体体质的差异，这就解释了为什么有的人患病，有的人能康复，而有的人在当地流行病暴发时却不会染病[2]。临床疗效取决于认知和管理这种个体独特性的能力——这意味着不只是个体生物学的特征，而且也涉及个体的社会和情绪认同。成功治疗意味着这个微观相互作用的世界恢复了正常功能。

到了20世纪初，所有这些情况开始改变了。即便是德高望重的人也到医院治疗，医院不再是像19世纪那样专门为城市贫民服务的福利机构[3]。专家、专业学会和杂志已经出现，毕业后的临床训练对那些有抱负的开业医生来说已不可或缺。此时，疾病被看作特殊的实体，通过尿液和血液检测、体温曲线以及有经验的临床医生的望诊和叩诊来诊断[4]。在19世纪最后的20年，细菌理论和细菌学的建立似乎解释了这种思考疾病的特殊方式并使其具有了合法的地位。这些相关概念和制度的变化导致了病人保健的复杂化，不过并不是所有的改变都是正面的。早在20世纪的最初10年，医学界有远见的改革者就警告说，临床实践将会变得非人格化和去人性化，尤其是在医院的诊室和病房里。医生将处于治疗器官和疾病而不是病人的危险中，例如医生关注的是第四病房的肾，而不是史密斯女士或琼斯先生。病人将处于变为数字、图像、X线平片上的阴影、载玻片上的涂片的危险中。

　　现在看来，这种对实验室取向的还原论医学的批评似乎不仅是先见之明的警告，还在相当程度上是出于对未来的担忧和社会使命感。从今天的眼光看，当时的医学在技术上大部分还是相当原始的。1900年代时大多数的临床实践更接近于1800年代而不是2000年代。到了20世纪中期，变化的速度突然加快。医生越来越能够干预疾病的进程——这些干预是基于更精密的（更贵重的）实验室和影像设备。20世纪上半叶已产生了一系列激动人心的治疗革新：20年代早期的胰岛素，30和40年代的磺胺嘧啶和青霉素，40年代的激素，等等。这些成就对任何能读报纸和杂志的人来说影响都是显而易见的，即使他们并没有当病人的经历。医学第一次能——似乎能——常规地改变威胁生命的疾病进程，或者完全改变某些疾病对人类的影响，如脊髓灰质炎。科学正改变着医生的作用和病人的期待。

　　同等重要的是联邦政府的影响日益增加。第二次世界大战极大地增加了医学公关领域的作用。起初为联邦政府支持的医疗保健研究，如，退伍军人管理局支持的研究在战后迅速发展[5]。在医院建设、研究、退伍军人计划、临床培训等方面，以及在20世纪60年代中期后的医疗照顾（medicare）和医疗补助项目（medicaid）里，华盛顿开始发挥更大的作用。医生和病人之间的第三方支付者的介入开始得更早些。多种非营利性的预先支付试验自20世纪30年代蓝十字（Blue Cross）创立后就已经开始了。到了20世纪50年代，蓝十字和蓝盾（Blue Shield）已成为美国医疗环境中的正常组成部分。西海岸的Kaiser计划和少数其他广泛的保健方案提示会有一个项目更全、覆盖更广的保健计划，即中央管理的预付保健计划。

　　第二次世界大战之后（对大多数观察者来说似乎与时间无关），美国医学逐渐接受随机临床试验作为评价治疗的所谓"金标准"。由于"反应停"事件以及随后美国食品与药品监督管理局（Food and Drug Administration，FDA）的主动干预和预先制止权力的增加，在评价治疗方面有了一系列的知识和管理革新。所有这些事件已为历史学家所熟知，因为大多数美国医史学家都亲历了 20 世纪 50 — 60 年代的生活 [6]。

无论是过去还是现在，这些事件中的两个基本的并且相互联系的方面都不是显而易见的。首先，是医学日益集权化和官僚化。医疗领域和机构的复杂性不可避免地导致需要统一和控制——不仅在可信度上，而且也在政府角色上。第三方支付将给参与的医生和医院不断地制造压力。具有讽刺意味的是，20 世纪 60 年代，联邦政府起初缺乏对预算的控制，导致了要求通过管理保健来调控费用不断上涨的压力。因此，在技术和资本导向的环境里，我们依然要与日益增加的卫生费用做斗争。其次，我认为，临床证据的评价、政府政策以及诊断和治疗标准的公共协商方面的这些变化有助于逐渐形成一个思考和体验疾病的新方式。疾病已成为一种官僚、社会、管理以及生物学和观念上的实体。

我把疾病描述为一个"社会实体"的意蕴何在呢？我指的是一个由临床实践指南、疾病治疗方案、实验室和影像检查结果、多元分析以及共识会议等构成的网络。这些实践和程序已构成了似乎客观、必然的疾病分类框架，这是一个日益详细阐明诊断标准和选择适当治疗方案的框架。在美国独特的混合卫生保健体系内，医院的开办者和保健的管理人员采用这些疾病指南。上一代的信息技术革命只是加剧和强化了这些趋势，与此相对应的是大型制药公司的研究和市场策略已开始传播和阐述了有时是假设的疾病实体。这种复杂关系网络为开业医生和病人创造了一个新的现实。医生原有的选择日益受到约束，在某种程度上，或许是增强了这种选择。对病人而言，这种概念化和治疗疾病的方式已成为构成他们的患病旅程中可触知的内容。

当然，关于疾病及其治疗，每个社会都有其所接受的观念，病人也绝不是一张白纸。自古典时代以来，普通人和开业医生都受到关于疾病的性质、诊断、预后和治疗的理论观点的影响，病人不可避免地也受到这些观念和相关实践的影响。回顾过去，一代又一代的病人采用放血、发汗、催吐、通便的方法来保持体液的平衡。但是，在共识知识与个体病人之间产生分歧的观念、实践、诊断标准及治疗方案，从来没有如此地紧密交织和官僚化。今天围绕"循证医学"的诸多讨论证明了这种关系和标准化实践的集权性和难驾驭性。对于权力与知识的分配而言，它既是组成成分，也是根本原因。

然而，如同我所强调的，我们遗漏了令人棘手的主体目标——病人。正是病人的身体承载着这些抽象的实体。这是当今临床医生所面对的特征性分裂场景：个体病人的病痛与具体疾病之间的张力，实验室制造的社会现实与流行病学家的发现及描述之间的张力，临床实践指南与诊疗规程之间的张力。这种数据化的身体在从共识会议到临床指南上增加了制度性的压力，从而产生了持续的强化机制。病床、诊所和医生办公室是关键点。在这些地方，越来越多经济、理性的临床实践活动与病人的独特性发生碰撞，并对医生传统的自主性提出了挑战。

这不是一个容易解决的简单问题。困难在于权衡个体的临床决策，即如何依据临床实践指南和成本 - 收益分析中阐述的群体益处来治疗一个特殊的病人。一般真理并不总等于特殊真理。在技术决策或道德选择的层面上，很难厘清相同行为的这些维度。即使是最有经验的临床医生，通常也不得不在多个不确定的方案中做出选择。文献表明，临床医生和医院难以一直固守着临床实践指南，即使这些临床指南是很完备的。对于某些个人的选择来说，经济合理性或许是有效路径。临床实践的循证指南将难以避免对个别病人出现诊疗失误，但是临床证据能使我们在其他病例上避免大量的错误。那么我们如何在对大多数人产生最大益处和个体获得最佳结局之间取得平衡呢？

这并不是一个全新的难题。医生总是不得不在个体病人与一般共识之间寻求平衡。我所要强调的是，这些困难的选择不只限于可获得的诊断和治疗决策。医生对个体病人床边的决策也受到更为普遍的——在某种程度上是优先的——政治和政策现实的束缚，诸如社会资源的适当分配以及对待集权化和政府的态度，以及对待种族、性别和老年人的态度等。绝不会在一个脱离现实的知识空间里做出治疗决策。我们都处于一个非常精密的体制以及知识、政府与公司的复合体中，在此，我们——医生与病人——都希望医学能把我们从疼痛和过早死亡中解救出来。

这就形成了一个悖论，即既对科学医学高度信任，又对可获得的医疗存在广泛的不满。这是一组后现代和典型现代的态度和期许。我们充分地意识到了颇受称赞的美国卫生保健系统（或者，更准确地说是称赞其高技术能力和管理危重病例的能力）结构的不合理性和不公平性。这些不协调有些是美国政治和意识形态历史的结果；另一些，正如我所指出的，则是技术的和高度专业化医学的特殊构成。美国医学通常令人钦佩，然而也通常因费用过高和结果欠佳而饱受批评。其他工业化国家的医疗保健体系在卫生保健方面的人均花费比美国要少得多。

不仅仅是医疗保健费用和老龄化社会无情的人口压力使得我们对当代的卫生政策感到不满，也不仅仅是由于不适应当代日益官僚化和市场导向化的医疗现实，而导致医生和病人处于一种焦虑状态。正如我所指出的，我们正在经历的危机是权威和控制的危机，是期望和公共政策的危机，也是价值取向的危机。它可以被认为是一个维持职业荣耀的危机，确保各种不总是一致的身份认同之间平衡的危机：将医学作为人道的保健、应用科学、市场行为以及公共政策的目标不同身份之间的平衡危机。

　　这些悖论中的一些是美国特有的，另一些则是现代医学的一般特征。我们并不想拒绝科学上进步的成果，但是我们又为生活在费用不断上涨的、通常是非人性化的、可及性方面不稳定的医疗保健中感到担忧。当我与 60 多位医生交谈时，他们几乎一致同意，他们对自从当住院医生以来医学技术能力的变化程度感到惊奇。他们充分意识到，今天日常治疗的疾病，在 40 或 50 年前都是一些棘手的难题。在倒掉费用、不公平、碎片化和官僚的洗澡水的同时，没有人打算或准备倒掉技术能力这个孩子。

　　那么，我们应该做些什么呢？任性与绝望是无济于事的。我们所有的人与医学事业都有关系，为了自身的利益和社会的利益，受到信任的医学界应承担特殊的责任。是这个社会使他们受到教育，为他们提供了有效的工具，给予他们尊敬和相当的权威。或许现在是将碎片化了的医学界成员连结成为一个社会团体的时机，并去思考和理解他们的集体权威和责任。这种反应并不是全新的。千百年来，医生们一直持有无私和服务的理念。如同当代生命伦理学一样，医学伦理准则在程序上倡导这种道德诉求。社会医学也有着丰富的思想和批判传统，那些忧国忧民的医生和社会评论家以一种容纳一切和整体的方式看待医学，关注健康和疾病的社会生态学，即关注健康差异的结构根源。它是一种关于社会中的医学和医学中的社会的思考方式。这种思考方式至少可以回溯到 18 世纪，在社会流行病学以及社会科学与政策的某些层面可发现它的当代继承者。

　　在 20 世纪，医学社会学和医学人类学也反映了社会批评的观点。这种观点通常是相对主义的，含有改革者的卫生保健理念。自从 20 世纪 20 年代以来，社会科学家和病人权利提倡者已告诫医生需要理解个体病人及其家庭——他们的文化背景、社会环境以及表现出的症状。例如，30

年以前，有思想的医生熟知了生物—心理—社会医学的路径。但自从19世纪末以来，这种社会取向和整体的路径一直存在着或明或暗的对立面。实验室里不断取得的成果使这种整体观看起来似乎不错，但用系统的方式去研究时却又显得边缘模糊和困难。

还原论方法的统治是当代生活中的必然条件吗？或许这就是我们面对的现实：也许这种机械世界观占据了当代医学及其奖励体系的主要部分，如延长生命和减少疼痛的技术，而我们又是如此钦佩这些技术。人们如何准确地描述这个构想和控制世界的有力方式呢？我希望下面的章节通过渐进的讨论来思考作为具有社会功能的医学，不能将治疗简化为技术过程和分子机制，即便这些知识是必不可少的。有两个术语有助于表达我的这个观点：社会效益（social efficacy）和医学公民（medical citizenship）。对这两个术语有必要做一些解释。

社会效益似乎仅仅是一个大而无当的短语。如何评价社会效益？就一种卫生保健体系与另一种对比而言，什么是衡量社会效益的适当尺度？不能用诸如人均费用或发病率和死亡率的合计等经验指标来测量社会效益。我们如何评价个体医患相互作用的不同维度呢？它对家庭和个人的影响又是如何呢？当社会效益不足以评价特殊临床境遇中特殊药物或疗程的效益时，我还能祈求其他什么呢？我认同这些批评，但仍然感到该术语有启发和道德上的价值。首先，它用于强调构成效益的所有概念：我们选择评估和测量的任意性以及我们如何选择测量它——什么是我们因不可测量而不考虑的。因此，在某种情形下，它是无价值的。在我们的社会里重视的是什么，换言之，我们如何看待它。其次，社会效益的概念强调了需要从不同的层面和时间点来考虑特殊实践和政策的影响，即从个体、家庭、社区、国家和全球层面，现在和未来。

我所说的"医学公民"也涉及类似的问题。"医学或生物学公民"(medical or biological citizenship)用于指个体对于健康和他们身体整体性的协商权利,不过我还要增加另一层意思[7]。"医学公民"一词也可以指历史上赋予医疗职业的独特责任以及权威。这种权威在道德和智识上可以得到辩护。医生被假定为了病人的身体、家庭和尊严的最大利益而开展职业活动。因此,社会也必然使他们得到训练,并赋予他们控制医疗领域的良好措施。在我还是一名孩童时,我们学习民权,希望使我们成为负责任的选民和公民。在这个变化时期,医生应义不容辞地从更大的社会角度来审视医学,即认识到医学不能仅仅建构在实验室检查和标准治疗方案的基础上。对于医学公民来说,既要考虑到政治和社会公正,又要考虑到临床判断。我想引用乌拉圭总统 2006 年末在《纽约时报》(*New York Times*) 上发表的观点:"我并不认为在这两个领域的工作是分裂的,因为两者都是服务于社会的形式。""就我而言,政治是我从事医务工作的延伸……而且社会也像人类一样,是一个有机体,政治是处置一个可能具有病灶的社会的一种方式。你不得不对社会采取行动,正如你对人类所做的那样。"[8]

医学不是生物学,虽然它应用实验室的发现并由于这些发现的效力而合法化。它也不仅仅是市场行动者,虽然它有时确实是这样。医学有着独特的社会功能、道德史以及身份认同感。就我个人而言,我渴望去强调以这种方式思考医学:医生按照其理解的特殊社会和道德身份去思想和行动。它意味着超越技术程序来批判性地思考世界——这个医生的病人和病人家庭生活的世界,以及形成和约束临床抉择的世界。而且,与此同时,医患关系必须居于职业感的中心位置—— 一种特殊医学素养的分析与道德考量,一种阅读和观察社会如何形成医患之间各种相互作用的能力。从这个意义上讲,我们都是医学公民,我们每一个人能将医学看作一种思考社会的方式,也将社会和政治学看作理解医学后果的方式。

注释

1. Mark Schlesinger. A loss of faith: the sources of reduced political legitimacy for the American medical profession. Milbank Quarterly，2002, 80 :185-235。

2. 许多外行认为，黄热病是一种能够在人际间传播的疾病，因而产生了对传染病的普遍恐慌，甚至当许多有识之士否定这种人际传播的观念时，也无济于事。

3. 这一情况不包括在 19 世纪上半叶建立的国家和私人心理机构就诊的病人。甚至富人和德高望重者，都可能会把"疯癫的"和无法管理的家庭成员送进医院。如果是发热或其他身体上明显的病情，他们是绝对不会考虑把病人送到医院的。

4. 参见本书第 2 章"诊断的专政"以及 Charles E. Rosenberg. What is disease? In memory of Owsei Temkin. Bulletin of the History of Medicine, 2004, 77: 491-505。

5. 新政为这种激进的社会政策奠定了基础，但是联邦政府在很久之前就已经参与了健康和社会福利事业，体现在从 18 世纪 90 年代海员的健康保险到 19 世纪末内战退伍军人及军属的抚恤金上。参见：Theda Skocpol. Protecting soldiers and mothers: the political origins of social policy in the United States. Cambridge, Mass: Harvard University Press, 1992。

6. Stefan Timmermans, Marc. Berg. The gold standard: the challenge of evidence-based medicine and standardization in health care. Philadelphia: Temple University Press, 2003; Jeanne Daly. Evidence-based medicine and the search for a science of clinical care. Berkeley: University of California Press, 2005; Harry M. Marks. The progress of experiment: science and therapeutic reform in the United States, 1900-1990. Cambridge: Cambridge University Press, 1997。

7. 例如，参见：Adriana Petryna. Life exposed: biological citizens after chernobyl. Princeton, N.J.: Princeton University Press, 2002; Keith Wailoo, Julie Livingstone, and Peter Guarnaccia. A death retold: Jesica Santillan, the bungled transplant, and paradoxes of medical citizenship. Chapel Hill: University of North Carolina Press, 2006, esp. 13-14。

8. Larry Rohter. In Uruguay, the president also reads mammograms. New York Times, August 31, 2006, A3。

2

诊断的暴政：特异性实体和个体经验

诊断在医疗实践中一直起着关键的作用。然而在过去的两个世纪中，这一作用得以重新配置，并且如同医学一样，诊断也变得更加重要。与西方社会一样，医学变得越来越技术化、专门化和官僚化。在某种程度上，疾病解释和临床实践也相应地表现出这些结构性的变化。

近代诊断史不可避免地与疾病特异性有关。疾病特异性指的是，疾病能够而且应该被看成为一个实体，它是存在于个体病患之外的独特疾病现象。特别是在 20 世纪，诊断、预后、治疗已如此紧密地与特殊的、在概念和日常实践方面已经达成共识的疾病分类相联系。实际上，本章也可用"诊断引发了一场隐形的革命：特殊疾病概念的社会和智识意义"作为标题。不过这一标题虽然更准确，但不太吸引眼球。

这个标题可能还有一个优点，那就是强调了 19、20 世纪疾病概念的重要性和新颖性。这些观念由于我们认为是理所当然的而变得对其视而不见。将关于疾病特异性本质的现代假设所产生的文化影响与牛顿、达尔文以及弗洛伊德的影响相比较，没有什么不恰当之处。这些观念都是经过很长时间才与文化相融洽，并被写入历史教科书的。当然，这一文化影响可以与普通人对自己和他人的看法的转变相提并论。我们随处可见将疾病特异性概念用于管理反常的行为、制订合理的健康政策、计划医疗保健，以及建构医学专业内部的专业关系。况且我还尚未提及临床干预和预期改变个人生活轨道的数不尽的例子。

我对疾病分类历史的兴趣开始于 25 年前发生的在时间上偶然相互联系的两件事。一件是我曾在研究 1880—1930 年费城人口死亡原因的大型人口统计项目中任顾问。项目主任在阅读死亡证明手稿时，遇到了一个方法学难题：他们要如何解释 1880 年还在普遍应用的诊断，如"年老""衰老的""衰弱"，为何到了 1930 年就消失了。在以前的档案研究中，我曾为 19 世纪早期的医院记录感到吃惊，因为 19 世纪早期医院的病例记录既没有诊断记录，也没有可用作诊断的普通的描述性词语（如发热、痉挛和水肿）。几乎在同一时期（20 世纪 70 年代早期），美国精神病学会（American Psychiatric Association）遭遇到公众要求重新修订《精神疾病的诊断和统计手册》（*Diagnostic and Statistical Manual of Mental Disorders*）的尴尬境遇。最显著的是，当精神病学家重新考虑同性恋的疾病归类问题时，他们通过投票、讨论然后再投票的方式来决定。同性恋到底是一种疾病还是一种选择？在众多医生的心目中，对于有典型的发病机制和可预测的发病过程的疾病，特别是在激烈的游行和公众示威的影响下，怎么能由投票来决定[1]？

在 20 世纪末，尤其令人惊奇的是，我们都很习惯于在各种情境下对疾病的概念进行公开讨论。1997 年 9 月 5 日，费城日报（*Philadelphia Daily News*）报道了一名宾夕法尼亚乡村的校车司机。这名司机觉得他是一名被困在男性身体中的女性。在接送孩子往返于学校的路上他穿着女性的衣服，还戴假发和假睫毛。当焦虑的家长要求解雇他时，他感到很困惑："我不理解这有什么大惊小怪的，我被诊断为性别认同障碍综合征，并且我正在接受治疗。"

性别认同只是这类概念之一。存在争论和广泛讨论的诊断分类包括注意力缺陷多动症、慢性疲劳综合征，还有路怒症、经前期综合征、嗜赌症和性瘾，这些都是公众熟悉的讨论对象。医生不是这种有争议讨论的唯一参与者。举另一个例子，不久前，女权主义者向占主流地位的疾病控制中心（Centers for Disease Control）的艾滋病定义发出了挑战，认为这一定义忽视了那些对女性来说特殊的机会致病菌感染。我们应该如何理解如胆固醇升高、血压升高或妇女更年期后边缘骨密度升高这些风险因素？这些风险因素是具有统计学意义的疾病征兆，还是多病因中的实质性因素，还是它们本身就是疾病？

在疾病命名方面，固有的社会力量——应该还有社会影响——通常在医学的行政管理方面以及更广泛的文化层面表现出来。例如，不久前宾夕法尼亚大学附属医院对协作保健系统进行了部分革新，宣称建立了 40 种疾病的循证且包含医疗成本的实践指南。这些被称为"疾病管理"的指南内容广泛并且会定期更新，目的是指导医生的诊断、治疗、预防和转诊。人们也许还能举出很多类似的例子。在 20 世纪最后的 20 年，管理美国杂乱的医疗保健系统的计划者围绕这样的指南建立了各种官方控制医疗费用的方案。也许最具有争议的是曾一度获得赞誉的诊断相关组，它一度被作为控制住院时间长短的工具。每每在这种情况下，假定存在可分类、可定义的特异性疾病实体就成了判断某些临床决定是否合理的关键原则。这种基于诊断的医疗实践对于特定的疾病角色和合法的官方关系给予了社会承认。因此，毫不奇怪，在相同的社会和学术背景下，涌现出支持不同疾病定义的社会团体。这些团体都在为取得社会接受和支持的相关研究而游说。遗传援助团体联盟（Alliance of Genetic Support Groups）是一个伞式组织，它宣称仅遗传性疾病有 250 多个团体组织。

类似的例子举不胜举，但道理是显而易见的。20 世纪初，特异性疾病分类无处不在。这种分类在各种背景下发挥了实质性的作用，这种作用既体现在对异常的定义和管理方面，也反映在对执业医生的约束和对医院成本的控制上。然而，疾病分类的社会作用几乎不会只限于医生和病人之间的个体互动，或者只限于研究方案和治疗计划。哲学家和社会学家就其认识论和本体论的立场表达了诸多意见。但是对于历史学家来说，各种疾病实体成为了无须争议的社会角色。这些疾病实体因为我们相信而变得真实，或单一或集体地作用于人们的观念。

诊断对被我们称为疾病的社会现象的定义和管理十分关键。它构成了一个在一般和特殊之间、共识及其应用之间必不可少的点。它是一种仪式，总是将医生和病人、情感和认知联系在一起。并且，这样做的话，在促进临床决定和提供达成文化共识的特定疾病含义的同时，又能保持医生和医疗系统的权威。诊断也不只是一个仪式，它也是一种沟通模式，因此，它必定成为建构官方互动关系的机制。在临床医学史上，诊断一直都很重要，随着化学、影像学、细胞诊断技术的发展以及诊断、预后、治疗方案的合并，诊断在 20 世纪晚期变得更为重要 [2]。诊断对疾病实体进行标记、定义和预言，并且因此有助于疾病实体的建构以及使之合法化。

特异性革命

我们对疾病进行思考的很多方法似乎是新鲜的，但是对于存在某种疾病的假定由来已久。普通人和医生一直都在用语言描述当时、当地的一些疾病构成特点，即疾病图谱。它对执业医生意义重大。依据经常引用的 Knud Faber 经典的病情学史（1923）的观点，临床医生"如果没有疾病分类的概念，就不能活，不能说话，不能行动。" [3] 实际上，一个在特定时间和地点达成共识的疾病分类总是将普通人和医生联系在一起，有助于使医生的地位和医疗实践合法化并得以解释。掌握疾病描述里的词汇并能够区分它们，对于医生来说至关重要，因为这种知识加强了诊断和预后的社会作用并且使治疗实践合理化。

"每个人都必须认识到鉴别疾病的困难，"著名的爱丁堡教师和医生William Cullen 在他被广泛使用的 18 世纪末的疾病分类学教科书中提到，"但是在大多数情况下，必须允许可能性的存在。因为如果否定可能性，就否定了医学是一门艺术。"[4] 也就是说，疾病分类一直将知识和实践联系在一起，成为权衡特殊和一般、艺术和科学、主观和客观的机制。正如 Cullen 所指出的，医生的技能总是体现于在现有的临床图景中区分不同的疾病。1804 年，Thomas Trotter——一位杰出的英国医生，也同样强调了当时的现实。他解释道："一种疾病的命名和定义也许比一般人想象的更重要。它们就像所有光线聚集的一个中央点：它们指导未来医生如何比较事实，并且使之成为积累知识的基础。"[5]

换句话说，关于疾病的观念几乎是医学作为一组解释概念和临床实践的同义词。用 Trotter 的话说："知识可不断地累积"，即将独一无二的经验和独特的临床互动转换成方便的且为大众所获知的数据形式的机制。但是并非所有的 19 世纪早期的医生都认为值得建立正式的疾病分类学。1827 年 John Robertson 说："现代病理学的成果——疾病分类学，是否是一种无望的期待，仍然有待观察。"在某种程度上，"疾病因体质、季节、气候和无限的各种偶然因素而变化，使疾病分类学多少有些不可靠。"[6]

在传统医学中，疾病概念的关注点是个体病人。它们是以症状为基础的、不固定的、特殊的、易变的，并且也是以预后为导向的。疾病在时间上被看作是一个点，一个过程中的短暂瞬间，可能出现各种变化轨迹。比如说，普通感冒可以变成支气管炎，然后可能被完全治愈并且不会有后遗症，但是也许病情会迅速发展而成为致命的肺炎或者会缓慢发展成为慢性肺病。腹泻既可以自愈，也可以恶化成致命的痢疾。体液失衡可能是发热所致，也可能是身体试图通过皮肤排出有毒物质的表现。身体常处于风险中，但是这种风险是由特殊的、生理学上的、多原因的、偶然的术语来建构的[7]。

也有一些例外。在 19 世纪初，流行病，如黄热病，以及许多其他疾病如天花和性病，常常被认为是有传染性的，而且认为这些传染病之间多少存在一些区别。不过，流行病的暴发则被解释为要么是某种疾病的传染，要么是由于特殊环境造成的，而病人个体的体质以及生活方式则用来解释他们不同的易感性。例如，回顾斑疹伤寒的诊断，经常与不清洁、拥挤和通风条件差相关，因此，出现了许多有地域特色的术语（如监狱热、野营热、饥荒热或轮船热）。

到了 20 世纪初，这些通常不固定的和非特异性的疾病观从根本上被改变了。特异性的、基于疾病机制的、有临床过程特征的疾病概念是 19 世纪的产物。病理解剖学强调局部病灶，物理诊断和化学病理学的开始以及关于正常和异常生理功能的研究全部指向稳定的疾病实体的存在。这种疾病实体被认为存在于个体病人的症状之外，是病人体内特殊因果机制的表现。

疾病观念的变化发生在 19 世纪 60 年代，并且比疾病细菌理论的建立要早，人们通常认为是后者形成了对疾病实体观念的改变。布莱特病（Bright's disease）是一个很好的例子。它可能是第一个以医生命名的疾病——不仅病名取自一位 19 世纪 20 年代的医生，而且是用化学病理学（将尿加热后出现白蛋白）和尸检（肾外观异常）的术语来理解和设定，并且还含有病人的感觉和口述[8]。到了 19 世纪中期，疾病等同于特异性，而特异性又具有其机制，所有这一切都在使不断发展的疾病本体论观念从地方和个人的特异性中分离出来。在这个意义上，于 19 世纪 60 年代和 70 年代形成了关于疾病概念的几个版本，认为伤口感染和传染病是由有生命的有机体引起的（后来发展成为细菌理论）。它们只是将已经被广泛认可的关于疾病的观念强化和记录下来了，即便不是一直在应用的话。

这些新观念为将疾病可理解为存在于身体之外这一猜想提供了假设。或者从根本上说，细菌理论为一种关于身体及其异常的还原论的、以机制为导向的思维方式提供了有力的支持。这些理论将疾病实体形象地比喻成从具体表象中提炼出的理想类型。一种合理的疾病既有特殊的临床过程，也有其发病机制。换言之，从医生和病人双方来说，它是一个由叙事构成的疾病自然史。诊断行为不可避免地将病人置于事先确定的叙事轨道的一个点上。普通术语如"非典型"或"并发症"只不过强调了这种未说明的理想疾病模式，并且强调了对词语需要进行再雕琢以便使这些观念变得更加灵活，从而在临床上更加可行。

19 世纪下半叶，在研究疾病的过程中，出现了我们当代人所谓的将"精密仪器"应用于临床的趋势。提到精密仪器，有人会想到体温计、血和尿的化验以及显微镜检查。到了 20 世纪 20 年代，在设备精良的医院，血压计、心电图、脑电图和 X 线都已广泛应用。所有这一切都意味着能为描述疾病提供方法，能将疾病变成严密的、似乎客观的图像，这对诊断很有帮助，并且也能有助于监控个别病例以便得到更加全面的理解。正如一个体温计的倡导者所说的，不仅体温不能被假装或伪造，而且可以用标准单位来表示体温结果，因此，体温读数也许"可以帮助发现某些疾病进程的规律"[9]。同样，pH 或红细胞数量似乎也能为描述某种疾病的基本特征提供客观依据。这些方法保证了将疾病理解为一个实体。

现在对疾病的认识和描述具有了可操作性，可以用单位对其进行测量。它可表现为各种曲线或轨迹，并被教给一代又一代的医学生。当然，在一个世纪以前，科学医学的倡导者认为，每一种测量只不过反映了某个特殊疾病的某个特征。从这个意义上讲，每个个体的曲线或轨迹也就与著名的寓言"盲人摸象"中盲人的发现相类似。一个盲人说它似乎像条蛇，另一个盲人说它像树干，第三个盲人——他摸到的既不是象鼻也不是象腿，而是象牙——说它像短弯刀。21 世纪初，有些人也许会把认识论的寓言故事作为支持当时的医学知识的论据。但是对于一个世纪以前的大多数观察者（以及许多今天的医生）来说，在整体上，盲人的不同发现是大象存在的证据。也就是说，可以推定应用越来越多的客观手段以有助于建立疾病实体的本质、具体性以及基本统一性。

现代流行病学之所以能发展，在某种程度上依赖于医院和政府在统计发病率和死亡率时对于标准化疾病分类的接受。伟大的统计学家William Farr 在 1837 年提到，一个统一的疾病分类命名法"对于科学探究和物理科学中的测量同等重要"[10]。疾病实体似乎是客观的单元，影响疾病的区域差异、社会政策以及病因学变量都可能被测量。标准的疾病分类表似乎是帮助在临床实践中超越主观、局部和特殊的必备工具，即到 19 世纪末借此手段已具有了医学科学性。例如，如果没有一个达成共识的疾病名称，医院的病房就不可能为医生共同积累临床知识做出贡献。

除了以积累的数据形式表现外，已被人们所接受的疾病分类也构建了将医生和病人联系起来的语言，尤其是在医院不断官僚化的背景下。到了 19 世纪末，以治疗急性病为主的医院已经成为培育关于疾病的行政上标准化、以特定疾病为导向的思维方式的关键因素。疾病分类在维持医院内部秩序方面起到了至关重要的作用。随着医院逐渐成为医疗的中心，对于住院病人来说，从众多的疾病实体中做出论断是必不可少的过程。在某种程度上，智识的中心性被加强了，这反映在两个方面，一是开始了医学专科化，为所有社会阶层提供医疗服务的综合医院的重要性日益增加。此外，那时许多系统的临床研究都在医院进行。在这些机构力图构建一个合理的内部秩序和有效、科学的形象时，在正式分类系统里编码的疾病实体便成为有用的工具。虽然在 19 世纪末和 20 世纪初期，医院似乎存在技术匮乏，但是，医院本身已经成为了一个致力于临床科学的机构，并随着技术能力的增强越来越明确和合法。正如我要表明的，不断增长的技术能力是使疾病作为社会实体而可被操作的必要条件 [11]。

　　谈到 20 世纪早期的诊断实践时，有人立刻会想到以医院为基础的技术，如机器、显微镜、试管、试剂、高压灭菌和有氧培养皿。但是没有什么比普通的病例记录更能反映这些逐渐不可阻挡的背景变化。到了 19 世纪中期，记录病例时开始注重疾病名词术语、医院实践以及使用印刷表格这也是一种理想化的病例记录方式，并在医疗学术界已确立了地位 [12]。到了 19 世纪末，这种记录病例的形式已经逐渐标准化了。这些文件为诊断记录的填写留有空白处，为病人对自身病情的描述留出的空间很小。这些统一的病例记录也包含血液和尿液检验结果以及物理诊断结果。到了 19 世纪 80 年代和 90 年代，体温曲线已经成为教学医院病例记录的常规内容。而到了 20 世纪 20 年代，增加了心电图作为常规记录。在对临床数据进行有效管理的计算机出现之前，病人床头的表格和医院年度发病率的统计就分别成为个体治疗和机构内部秩序的控制和合理化手段。疾病被详尽记载，其内容既有生物学方面的也有管理方面的。疾病成为社会化和概念化的实体。

　　到了 20 世纪末，疾病实体的更高统一性和文化中心性也以另一种讽刺性的方式表现出来。我指的是在理解和规范行为时对疾病实体的使用。明显的例子有神经衰弱症、癔症、性变态、酒精中毒和同性恋，它们已经成为历史学家们非常熟悉的研究对象。虽然一个世纪以前关于它们是存在争议的——今天仍然有许多存在争议的类似疾病——不论如何推测，这些医学化的分类所产生的文化影响阐释了疾病实体的力量与普遍性，反映了在考虑正常还是异常时疾病实体提供了价值中立的框架。

这些有疑问的诊断通常在物质机制方面得到辩护，而且持续了相当长的时间。如果没有这样一个机制，它们几乎不可能成为合理的疾病。在此，我指的是 150 年前各种各样的疾病实体，从铁路事故后遗症、士兵弹震症和创伤后应激障碍到神经衰弱症和慢性疲劳综合征。这些诊断以及后来的一些类似诊断在 20 世纪初仍然存在争论。本章认为，它们既为以机制定义疾病实体的文化中心性提供了证据，也作为一种解释类型为那些特殊疾病产生了道德和政治共鸣。

将病痛纳入具体的疾病分类，这与官方规则完全相符。这一点不仅体现在医院管理方面，而且也体现在各种不同的情境下。这些情境包括从生命和健康保险到流行病和相关公共卫生政策的争论等方面。19 世纪 90 年代，关于死因的国际化分类标准业内达成了一致意见，并出现了对于统一的综合发病率统计越来越大的需求，这并非偶然 [13]。

疾病图谱已经被编进了医学教科书，并立即在强调鉴别诊断的重要性的情境下被塑造为重要角色 ["鉴别诊断"（differential diagnosis）一词的起源比较模糊。尽管早些时候出现过这个词，但是通常该词让人联想到 20 世纪早期 Richard Cabot 的努力推广]。形容词"鉴别性的"指的是独立的事物之间存在区别。这种区别使疾病实体合理化，并创造了作为社会实体的疾病实体，而不管它们的证据基础如何。费城宾夕法尼亚大学教授 John H. Musser 在 1894 年很自然地写了一句话："通过鉴别论断方法，一定会诊断出某种疾病。" [14] 事实上，教授医学生疾病分类知识是创建和突出特定疾病实体临床特点的关键步骤，因为这样的疾病实体构建了医学生的疾病概念，这些医学生即将成为执业医生并进行诊断和治疗业务。甚至早在 19 世纪，听诊器和物理诊断就为医生了解特定的疾病进程提供了客观途径。在 20 世纪初，临床病理讨论提供了另一种制度和教育上的规矩。它同样强调了不同疾病的最终意义，并且通过聚焦于病人的临床症状和死亡后的尸检结果之间的联系，强调了诊断的社会意义。临床病理讨论在建构病理学和临床医学关系的同时，也阐明并且部分构建了医院在医学教育中的主导地位[15]。总之，到了19世纪末，疾病名词表已经成为西方医学普遍且不容置疑的组成部分。

与此同时，毫无疑问，这些疾病的诊断越来越依赖于实验室工具和技能。这种程序、机器和诊断之间的相互联系对于大多数医生来说似乎是值得向往并且是不可避免的，因为现在可以用越来越客观的术语来定义疾病。早在20世纪的第一个十年，批评家就开始表达了反对的忧虑，这一点不足为怪。他们担心迅猛发展的科学医学（science medicine）意味着医学治疗的是疾病而不是病人，意味着医生会过多地依赖实验室工具和结果，意味着专科医生比普通医生吃香，也意味着会贬低医生整体的、直觉的临床技能[16]。

疾病作为社会实体

所有这些趋势在整个20世纪都稳步地变成现实——如果这种变化不是急剧的话。对疾病的构建和描述更加紧凑，更加以程序为导向，并更加受规定的约束。在美国，保险理赔进一步推动了这一趋势。临床流行病学和随机临床试验同样也推动了对疾病数据的整理，其中大部分发展为后来的"循证医学"（evidence-based medicine）。换句话说，这种疾病实体观念已经逐渐积淀成为官方和生物学上阐述的基础。

其中的关键因素显而易见。一是技术，医学质疑甚至改变特定疾病图景的能力不断增加。在20世纪，治疗方法的变革和诊断能力的不断提升都使疾病概念更加确定和合理化，因为医生的能力得到了加强，普通人关于医学的期待被重新构建。这样的变革甚至改变了疾病的生态和表现：有了抗生素后，细菌性肺炎实际上与以前大不相同；考虑到疾病的形态、性质以及大大提高的可预测性，有了胰岛素治疗后的糖尿病，有了动物肝浸膏后的恶性贫血，有了透析后的慢性肾病都已经成为新的疾病。

疾病常常由于它们对治疗的特异性反应而在定义方面赋予特异性。例如，恶性贫血是在 20 世纪 20 年代被定义的，因为这种贫血对动物肝浸膏治疗有反应 [17]。同样，锂促使了躁狂症的定义和合理化，而奎宁将疟疾从其他周期性发热中分离出来。值得注意的是，对于某种物质反应的预测暗示了病理机制的特异性及其认识上的合理性。这种间接的、自我实现的、适宜的治疗为确凿的、边界清晰的、机械论导向的疾病实体定义提供了证据。它既有指导意义，又具有讽刺性，当今开具各种临床检查单时常常指明假定的诊断，以证明实验室检查费用的合理。

20 世纪的医院作为研究、教育和治疗的场所，其主导性不断增加，这是疾病社会化体现的第二个关键因素。到了 19 世纪末，医院已经发展成为提供城市医疗服务和培养医学精英的地方 [18]。临床病理学、影像学以及其他诊断工具的应用不仅有助于医院治疗的中心化，而且也有助于疾病实体的可操作化和呈现。20 世纪晚期的影像学、免疫学和细胞学为临床医学提供了更加精确的数据，将诊断建立在了解身体基本机制的基础上，而不是仅仅关注观察到的或病人描述的症状和体征。疾病实体变得更真实、更确定，更为经常地成为预先确定的治疗干预的框架并使其合理化。一旦明确，这些疾病实体便可帮助厘清医院中的机器、专家、护理者和病人之间的关系，创建一个似乎客观的优先和实践的结构。它们也提供了一种有助于实现医疗体制中不同部门沟通的语言：应给予病人何种服务；什么样的化验或检查顺序最适合；还有，至少在美国，什么检查可以报销。

　　官僚结构和实践是使 20 世纪疾病实体具体化的第三个关键因素。并且，官僚制度越来越依赖于数字和分类的使用，因此，数据管理成为 20 世纪晚期疾病的社会实体的另一个要素。临床计算机化的倡导者一直以来都在致力于数字化、合理化，最终有助于把诊断、预后和治疗联系起来，进一步推动了在计算机时代到来之前就已经发展的一个趋势[19]。随机临床试验、旨在达成共识的讨论会以及疾病分类表的商定创建了在社会上达成共识的疾病参数。美国精神病学会的《诊断和统计手册》(*Diagnostic and Statistical Manual*) 便是例证[20]。同样，化验结果也以数字、分期和域值来表示。官方对于数字的需要引发了一系列额外的诊断、治疗和管理行为，因此，也使得这些数字的本质构成被模糊了。这些数字来自常规性的、看似客观的、技术手段先进的仪器和程序，因此，似乎很真实，很有意义。然而具有讽刺意味的是，由于这种疾病和治疗方案具有可以协商的特性，因而产生了一个互惠的社会刚性，即数字成为衡量事先假定情况的依据并使其合理化。医疗保健系统的参与者充分意识到在使用这些可操作的疾病定义时存在的陷阱 (即自主权的丧失)，但是他们仍然需要看似客观的检测，以便从治疗和行政上管理疾病。

　　理想型疾病图景的使用创造了经验，及其概念化，并将其记录下来。特定疾病实体的力量不在于柏拉图式的抽象性质，而在于它们能够获得社会性质和属性，能够规范实践模式，形成机构的决定，以及能够确定个体病人的治疗。我们在研究和治疗过程中使用治疗方案时，便赋予了疾病实体社会意义。我们能在后来的循证医学中看到它的存在。同样，它也体现在高级软件和详细的治疗指南中。治疗方案具有很大的约束力，甚至医生也承认他们在特殊的临床境遇中常常是武断的。

　　人们一直围绕疾病图景而描述医学知识。它们不仅使经验可以被机器阅读，而且也有助于创建那种经验。疾病分类将总的统计数据和实践连接起来。正如我们已经看到的，它们将诊断、预后和治疗联系并且合并起来，它们是保健系统软件中的"精灵"。但是，也许"精灵"是一个不太恰当的比喻，因为疾病分类系统是真实存在、相当棘手的技术，同时也是让政府和医疗保健体制发挥作用的语言工具。疾病实体是社会存在，是在建构和重新建构人们的真实生活时进行复杂且多维协商的行动者。正是因为疾病在传统社会中能够被意识形态和文化的约束所创建——历代人类学家也曾提醒我们——因此，当代医学和官僚体制通过实验室检查、病理学确定的域值、从统计中得出的健康风险因素以及其他看似客观的生物医学指标，赋予了疾病实体真正的社会意义。

疾病特异性的悖论

这种思考疾病的方式，即把抽象化的疾病实体看作比以往更加精确地反映本质的镜子，变得更加普遍并且具有了强大的解释力。但是它同时面临着各种棘手的社会困境，这些困境实际上突出了当代疾病概念的文化中心性和普遍性[21]。

当我们用疾病分类来制订规范、界定异常等社会领域的问题时，会出现第一种困境。当我们将独特性的个人纳入建构好的理想模式时，出现了第二种困境，这种模式是抽象出来的，但是对于个人来说，又是具体的。第三个困境在于，医学发明在塑造日常医疗实践乃至个人生活的疾病原型和疾病状态方面的能力与日俱增。第四个困境是官方规定，主要体现在创建疾病分类表、制订指南和治疗方案以及其他看似客观的管理机制。这些构成了政府和私人机构、医生和病人、专科医生和普通医生，以及美国保险公司和医院之间的协商关系。这种协商关系同诊断或临床管理一样成为患病经历中的一个组成部分，事实上，它们是难以区分的。

自从19世纪中期以来，假想的疾病实体就一直被赋予各种文化使命，大多数是用来使关于差异和异常概念的自然化和合法化。当然，我这里指的是一类有疑问的疾病，范围从注意力缺乏症到同性恋，再到酒精成瘾。这样的疾病实体存在争议不足为奇，因为它们的诊断引发了人们对正常行为以及个人责任和职业权限的思考。我们对于围绕这些有疑问的疾病分类进行公开、激烈的讨论已经习以为常——个人、拥趸社团和医学专业学会都参与其中。同样可以预见的是，后来历代的医生们应用躯体机制来解释这些疾病并使之合理化。

例如，在过去的150年间，司法精神病的历史反映了不断有人提出自由意志可能被某个生物病理学过程所抑制——如19世纪中期出现的悖德狂（moral insanity）以及各种后续诊断，从而忽视了犯罪者有选择正确、拒绝错误的能力。因此，一些病态行为可以被解释为基于躯体机制，即这些病态行为是由躯体决定的，这样的疾病实体必然会破坏传统的观点，从而造成法律和意识形态的冲突。

我已经描述了一个不断重现的悖论：不可避免地使用还原论方法来达到整体性的、多维的和偶然的文化和行为目的。社会学家将这种历史方面描述为偏差医学化。人们通常认为他们忽视了这个悖论：不断使用决定论的、机械导向的解释策略来定义、污名化和去污名化偏差行为。在这种意义上，我们可以发现一条知识传承线，从19世纪George Beard神经衰弱症（一种以多种形式表现出来的神经虚弱）的疾病构想或Cesare Lombroso的退化（一种返祖现象），到20世纪晚期关于犯罪、同性恋、阅读困难、抑郁以及冒险行为的遗传决定论[22]。事实上，这些推测的疾病实体作为阐明文化规范的工具，在当代历史著作中已经成为老

生常谈了。但是这些就身体机制而言的疾病实体的不断建构和再建构跟
这些疾病构想未能达成普遍和持续的一致意见的情形一样引人注目。在
过去的 150 年间保持不变的是这种基于规范的具有约束力的形式：假定
的、机械论的疾病实体的创建以及证明这些疾病的有效性或不合理性的
专家角色。甚至当我们对潜在的生物机制不能达成一致意见时，我们发
现自己其实是在为有疑问的疾病存在和合理性进行辩论。尽管有人会认
为诊断存在污名化，但是对于许多参与者来说，这种诊断构成了一种社
会公平。当代关于慢性疲劳综合征和"慢性"莱姆病的讨论就是很恰当
的例子 23。

　　还有一些程度不同的困境来自将个体置入普遍和抽象情境时遇到的
固有困难。例如，一个肺结核或狼疮病例怎么能够与教材中关于疾病的
描述以及一般治疗方案中的处方联系起来？在当代医学中，共识的疾病
描述总是围绕总体的临床发现而形成的——读数、标准值，而且治疗实
践也同样并且越来越依赖具有统计意义的检验。但是人各有异，有自己
的疾病谱而不是抽象谱系带上的点。例如，癌症就存在这样一条连续的
谱系。描述治疗方案并开处方的阶段只是一种便捷途径，是医生的义务。
在这个意义上，医生可以被看作是个体病人与某种疾病逐步达成集体共
识的描述者和最佳治疗方案交集的管理者。

　　在这种管理背景下，医生的角色不可避免地要被折中和模糊。一方
面，通过提供关于疾病类型的知识和技能，医生的地位得到提高。但是，
同时，正是由于这种概括性知识以及越来越严格的诊断和治疗指导原则
（并且在美国，近年来，出于对医疗事故的担心以及侵犯临床选择自主
权的受到管理的治疗），医生必定受到约束。尽管在当代健康管理的术语
中，这种医疗模式被描述为"确保公平"，但是，延误、挫败、沟通障碍
以及不能满足期待等情况都是不可避免的。例如，对于每一个病人来说，

医生怎么样去跟病人及其家属来解释依据总体概率而建构的预后？在这种体制下，又如何能确保临床的灵活性以及医生适当的自主权？当对于技术独创性和激进主义的需求基本上等同于公众对于科学医学的期待时，一个人将如何管理死亡（确切地说，死亡并不是一种疾病）？

　　最后，相对而言，以急性病治疗和机械论导向的临床医学不太重视多病因的、社会的和生态因素，也不重视公共政策以及生活质量，因而存在许多道德和政策意义的悖论。从历史上看，西方医学重视疾病实体，急性病管理显然是这个基本世界观不可分割的组成部分和相关政策的产物。从这个角度来说，这是另一种失调和适应困难。这种失调不是指个体病人和疾病观念之间的失调，而是指还原论的、以机械论为中心的对疾病的理解和定义健康、最大化追求健康的集体策略之间的失调。此外，在慢性病时代，当大多数人因年老体衰而死亡时，这种围绕疾病实体的、片断式的治疗模式似乎尤其有问题。

　　由于强调疾病特异性而产生的另一个困境体现在我们不断增加的创造和修饰疾病实体的能力，可称之为疾病分类学中的医源性疾病。其中一个重要的方面是典型疾病的发明，如高血压、高胆固醇、更年期后女性的骨密度低等。一旦这些疾病在临床实践和文化中得到阐明和普及，它们就变成了情绪上和临床上的实体，在警告性征兆和病理现象之间徘徊。我们不断发展的细胞学、生物化学、生理学以及影像学的医疗设备创造了检测与治疗机会，从而也创造出了新的和变化了的疾病。例如，作为社会和临床实体，前列腺癌已经被新的检测技术改变了，乳腺癌也被乳腺 X 线检查改变了。又如，基因检测已经在慢性舞蹈病（Huntington's chorea）或黑蒙性痴呆病（Tay-Sachs）等疾病中创造了新的疾病携带状态，并且有望塑造出多种这样的先天性疾病。在强调预后的情境中，乳腺癌数字的变化非常显著[24]。

疾病的官僚化管理导致了另一种困境。疾病分类目录扮演了一个不可或缺的管理角色。在某些方面，疾病就是一种官僚化管理。我们能否想象一下，如果没有合理、统一的疾病实体名称，今天的医学和社会将会是什么样子呢？这些疾病分类是促使相关利益各方达成妥协的工具。利益各方包括病人、制药公司、相互竞争的专业团体、保险公司、研究人员和医生。并且，疾病分类也是对这些妥协关系进行日常管理的工具。从功能意义上说，也许我们可以认为现代社会要求创造出作为社会实体的疾病。它们能够使社会价值和社会地位的安排合理化，同时也为社会系统的日常管理提供了工具。

在这个意义上，疾病分类目录成为社会系统内协调各部分关系的界面。这种官僚化的疾病目录一旦被明确，它就能对个人和机构的关系产生重大影响。例如，很多躯体疾病分类本身看上去是价值中立的，因而相应的治疗也是合理的。但是对于诊断清楚的某种疾病来说，如果存在有效的治疗技术却不使用，这似乎就有问题。因此，在一个穷人或无家可归的人在被诊断为急性病时他对于医疗保健系统来说是可见的，但是一旦他的疾病得到了管理，他就变得不可见了。似乎是疾病而不是病人证明治疗是正当的。看似客观的疾病分类的使用模糊了医学的道德、技术和市场形象之间的冲突关系。

在这里，"联系"是一个关键的概念，即官方、市场、文化身份和其他因素都围绕创造一个共识的疾病域值而相互作用的方式。可以引用例子来阐明这一普遍现象。如 1999 年，国立卫生研究院（National Institutes of Health，NIH）放宽了超重的定义，根据体重指数提出了新的疾病分类的概念。当年 5 月 2 日的《纽约时报》报道："直到去年，如果男性的体重指数超过 27.3 就是超重，女性是 27.8。今天，任何人的体重指数超过 25 这一政府标准都是超重。在新分类中，凡体重指数为 30 或以上的人均为肥胖。"《时代周刊》(*Times*)指出："身体过胖被看作是一种疾病。"制药公司现在能进一步扩大节食药品的市场，希望给予节食药物"疾病治疗"的地位而得到保险赔偿。引用一个类似的例子，最近，食品和药品监督管理局声称，同意将广泛应用的抗抑郁药左洛复(Zoloft)用来治疗妇女的更年期综合征[25]。由于这一功能，左洛复现在可以做广告，并且我们可以推断出，左洛复的费用可以得到保险公司的支付。

诊断的社会功能

所有这些问题都说明了诊断本身所起到的重要作用。也许从根本上说，诊断行为将个人和社会系统联系在一起。它必然既是一个观念，也是一个官方事件。诊断仍然保持着揭示病情的仪式：将窗帘拉到一边，通过结构化的叙述，做出明确的论断——或更好或更坏。我们可以想象，这是病人或其家属得知 X 线或化验结果的时刻，是一个医生宣布可以减轻或增加他们的恐惧的诊断的时刻。即使在当代，诊断通常是一个集体的、累积的和偶然的过程，但是我们中的大多数将它看作是发生在特定时刻的一个孤立行为。医生和病人都受这个古老仪式的约束。疾病分类表能够有效地重塑一个人的生活方式。这一点具有讽刺意味，甚至做出诊断的医生也会认为这种决定可能有些武断。

在形式上，疾病描述是客观的叙述，它既提供意义又强调社会等级。我们通常期待一个诊断决定和随后的沟通能成为临床互动的一部分；甚至缺乏这一部分会改变我们的期待和叙述。这种诊断不一定都会产生社会效果。在我们的世俗社会里，有时疾病的意义可以被归结为我们尚不知晓的机制。医学不能干预某些疾病的轨迹，有些疾病仍然是致命的。焦虑如果不能被缓解的话，至少可以被处理。

诊断仍然是官方和情绪之必需——为了记录，为了保险公司的赔偿，为了协调复杂的职业内部关系和机构之间的关系。疾病实体的词汇表是当代世界必不可少的一部分，它们不太容易与今天我们大多数人对医学技术力量的期待相分离。当美国的政治和医学发言人吹嘘他们享受到世界上最好的医疗保健时，他们实际上暗示的是干预疾病轨迹的能力和改变最坏结果的能力。

我们对疾病的生物病理学方面的了解以及为管理和了解它们而拥有的技术，就如同动脉血栓或肾功能障碍一样，都是现实的一部分。在这个意义上，我用了"诊断的暴政"（tyranny of diagnosis）一词。也许不妨就用"不可或缺"（indispensability）一词。诊断是将医学思想和医务人员与作为服务对象的不同个人联系起来的一个认知和情感方面都必不可少的仪式。这些集体和独特个人之间的联系在每一个社会里都是必要的，并且在我们这个社会里，医学的作用对于这种经过协商的认识和特性非常重要。疾病分类和诊断系统既是对我们的社会的一个比喻，也是我们的社会的缩影。诊断在这一系统中是一个独立存在的要素，是进入管理当代医学的体制化软件的关键口令，它有助于使经验机器成为可读。[译者注：关于经验机器（experience machine），请参考 Robert Nozick 的《无政府，国家和乌托邦》]

在诊断行为中，必须客观地对待病人，并且将诊断重新塑造成为一个将病理学概念和制度化的社会力量相结合的系统。一旦被诊断，一个与官僚主义和技术根本无关的纯粹的病人就存在于官僚化的空间下。正如我已经提到过的，医生愿意使用有限的、但具有权威的疾病分类目录，即使它们的有效性存在疑问。这一点就是官僚化诊断的很好例证。例如，临床医生经常使用的美国精神病协会的《诊断与统计手册》及其疾病分类。同样，我们可以看到，病人以及对疾病有兴趣的团体也要求明确某种疾病的特性。慢性疲劳综合征是一个明显的例子。

对过去的一代人来说他们已经非常熟悉这一论点的要素。这些观点实际上都是陈词滥调。对实验室的怀疑、非人格化急救医院和对去人性化专科的怀疑都有很长的历史。人文和社会科学评论家们也喜欢讨论病痛（illness）和疾病（diseases）的区别，病人的自我感觉体验和由医学构建给病人的体验的区别[26]。这一区别对分析很有价值。但是在实践中，疾病是两者相互建构和作用的结合。在诊断过程中，我们不仅仅是患病的、被疏远的和被客观化的个体。疾病分类为管理这些连接个人和集体的关系，为将个人经验的不连贯性和随意性融入更大的各种体制、关系和意义构成的系统中提供了意义和工具。

因此，从社会 - 系统意义上，可将特殊的疾病实体理解为是整体的和整合的，就像可以从个人关系和社会的角度将疾病实体看成是分离的和疏远的一样。病痛和疾病不是封闭的体系，而是相互建构和持续作用的世界。作为病人，他们同样存在体验。我们总是在与自己身体和情感上的疼痛以及经验世界相互作用，因此，不能将疾病特性简单地理解成一个与我们的社会和社会的人无关的领域。疾病特性与个人意识和社会场域都有关系。痛苦、疾病和死亡有助于我们更好地理解所经受的疾病的特殊方面，在某种程度上最终对疾病的理解发生改变，并且使其成为管理疾病的工具。

注释

　　本章初稿最先是在伦敦医学史威尔科姆研究所（Wellcome Institute for the History of Medicine）于 1999 年 6 月 22 日举行的第五次 Amalie 和 Edward Kass 讲座上发表的。我非常感谢威尔科姆研究所给我的这次机会，并且也对听众和读者给予的许多有用的建议深表感激。我尤其要感谢 Robert Aronowitz、Chris Lawrence 和 Steven Peitzman，感谢他们为本书提供了非常有益的建议。

1. 参见 Ronald Bayer. Homosexuality and American psychiatry: the politics of diagnosis. New York: Basic Books, 1981; Gerald Grob. Origins of DSM-1: a study in appearance and reality. American Journal of Psychiatry, 1991,148 : 421-431; Stuart A. Kirk and Herb Kutchins. The selling of DSM: the rhetoric of science in psychiatry. New York: Aldine de Gruyter, 1992; Herb Kutchins and Stuart A. Kirk. Making us crazy: DSM: the psychiatric bible and the creation of mental disorders. New York: Free Press, 1997。

2. 参见 Nicholas A. Christakis. The ellipsis of prognosis in modern medical thought. Social Science and Medicine, 1997, 44 : 301-15, 以及 Death Foretold Prophecy and prognosis in medical care . Chicago: University of Chicago Press, 1999。

3. Knud Faber. Nosography in modern internal medicine. New York: Paul B. Hoeber, 1923, Vii。

4. Willam Cullen, Nosology; 或者 A systematic arrangement of diseases . Edinburgh: Willam Creeech, 1800. ix。

5. Thomas Trotter. Medicina nautica: an essay on the diseases of seamen, 3 vols., 2nd ed. London: Longman, Hurst, Rees, and Orme, 1804, 3: 467。

6. John Robertson. Observations on the mortality and physical management of children. London: Longman, Rees, Orme, Brown and Green, 1827, 82-83。

7. Charles E. Rosenberg. The therapeutic revolution: medicine, meaning, and social change in nineteenth century America. Perspectives in Biology and Medicine, 1997, 20 : 485-506。

8. "Bright's disease"（Bright 病）一词现在已经过时了，不符合今天的诊断学术语。但是，这个词一直到 20 世纪中期还在使用，反映了当时对泌尿系统疾病的理解。参见 Steven J. Peitzman. Bright's disease and Bright's generation: toward exact medicine at guy's hospital. Bulletin of the History of Medicine , 1981, 55: 307-21 以及 From Bright's disease to end-stage renal disease. // Charles E. Rosenberg and Janet Golden. ed. Framing disease: studies in cultural history. New Brunswick, N.J.: Rutgers University Press, 1992。

9.　C.A. Wunderlich and Edward Seguin. Medical thermometry, and human temperature . New York: William Wood, 1871, Vii。

10.　Willaim Fart. Registration of the causes of death: regulations and a statistical nosology; comprising the causes of death, classified and alphabetically arranged. London: W. Clowes for Her Majesty's Stationery Office, 1843, 6; 还可以参见 John M. Eyler. Victorian social medicine: the ideas and methods of William Farr. Baltimore: Johns Hopkins University Press, 1979; Theodore M. Porter. Trust in numbers: the pursuit of objectivity in science and public life . Princeton, N.J.: Princeton University Press, 1993。

11.　Charles E. Rosenberg. The care of strangers: the rise of America's hospital system . New York: Basic Books, 1987。

12.　参见 Robert D. Lyons. A handbook of hospital practice; 或者 An introduction to the practical study of medicine at the bedside. New York: Samuel S. and William Wood, 1861。

13.　参见本书第三章。

14.　John Herr Musser. A practical treatise on medical diagnosis for students and physicians. Philadelphia: Lea Bros., 1894. 19。

15.　Russell Charles Maulitz. Pathology. //Ronald L. Numbers ed. The education of American physicians: historical essays, Berkeley: University of California Press, 1980, 122-42。

16.　参见 Christopher Lawrence. Incommunicable knowledge: science, technology and the clinical art in Britain, 1859-1914. Journal of Contemporary History, 1985, 20: 503-20; Christopher Lawrence and George Weisz, eds. Greater than the parts: holism in biomedicine, 1920-1950 . New York: Oxford University Press, 1998。

17.　参见 Keith Wailoo. Drawing blood:technology and disease identity in twentieth-century America . Baltimore: Johns Hopkins University Press, 1997。

18.　Rosenberg. Care of strangers; Rosemary Stevens. // Sickness and in wealth: American hospitals in the twentieth century . New York: Basic Books, 1989; 还可

以参见 Steve Sturdy and Roger Cooter. Science, scientific management and the transformation of medicine in Britain 1870-1950. History of Science, 1998, 36 : 421-66。

19. 参见Marc Berg. Rationalizing medical work: decision-support techniques and medical practices. Cambridge: Mass.: MIT Press, 1997。

20. 参见 Harry M. Marks. The progress of experiment: science and therapeutic reform in the United States. Cambridge University Press, 1997; J. Rosser Matthews. Quantification and the quest for medical certainty. Princeton, N.J.: Princeton University Press, 1995。

21. 我的本意不是想通过将疾病实体放在偶然的历史背景下来对其实用性或认识论状况进行质疑或辩护，而是想提出一个不同的问题：理解这种疾病建构。也许最重要的是，我不想去抨击它们在增进人们对疾病和健康的理解方面的作用。在使科学和医学事业情境化方面所做出的努力通常被认为是相对主义的和非正统的，但是我想说这种防御性反应是相互对立的意识形态的产物，而不是逻辑上的要求。使我们不断变化的对疾病的理解历史化和情境化并不意味着对它们的本体论基础进行抨击——或者也不是要暗示所有这些偶然的立场随意改变着我们的世界。我在其他地方也表述过相关的观点："Disease and social order in America: perceptions and expectations"以及"Framing disease: illness, society, and history"，这两篇文章都被收集在：Charles E. Rosenberg. Explaining epidemics and other studies in the history of medicine. Cambridge: Cambridge University Press, 1992。

22. Daniel Pick. Faces of degeneration: a European disorder c. 1848-c. 1918. Cambridge: Cambridge University Press, 1989。

23. Robert Aronowitz. Making sense of illness: science, society, and disease Cambridge: Cambridge University Press, 1998; 还可以参见 Hillary Johnson, Osler's Web. Inside the labyrinth of the chronic fatigue syndrome epidemic. New York: Crown Books, 1996。

24. 例如，当代关于使用乳腺 X 线摄影检查乳腺癌的有效性的辩论使这些问题的复杂性和多面性大大提高了。社会期待和经济驱动以及迅速变化的技术和我们对疾病自然史的仍不完善的理解都相互作用着，形成一个特定时间的对现实的特定的理解。上述这些因素中的任何一个发生变化都会引起整体的变化。

25. Philadelphia Inquirer, December 6, 1999。

26. Arthur Kleinman. The illness narratives: suffering, healing, and the human Condition. New York: Basic Books, 1988。

3

争论的边界：精神病学、疾病与诊断

几年前《纽约时报》头版报道了一个备受争议的法庭案件：Andrew Goldstein 谋杀案的庭审结果。Goldstein 曾被当作慢性精神分裂症病人进行诊断和治疗，或者很可能没有治疗过。他毫无理由地将一个年轻妇女推到地铁列车前而将其杀害。尽管他的诊断不难成立，但陪审团依然指控他为二级谋杀。一位陪审员在审判结束时说："他似乎知道自己在做什么。""他把她举起来并扔出去，这不是一种精神病性的抽搐，不是一种无意识的行为。"另一名陪审员解释道，他们认为这个凶手是"可以自控并有杀人意图的"。他说这种致命性的攻击是"故意安排的""事先就有预谋并且在时间上把握得很精确。"[1]

这是一个关于理智和制度的冲突，关于疾病和冲动控制概念的不一致，以及关于法律和医学之间慢性不良凝视关系的事件。这个事件既可以在 1901 年写出来，也可以在 2001 年写出来。当然，大部分美国法庭依然存在采用认知能力的正式分类来判定被告是否负有法律责任。不久前，我们的媒体报道了休斯敦一位母亲 Andrea Yates 的事件：她溺死了她的 5 个孩子。当地的公诉人认为，追究她的犯罪责任是不存在问题的。"她能辨是非，"他说，"你将同样听到这样的证据，就是她知道这样做是违法的，是犯罪，是错误的。"[2]

这种高度公开化的法庭案件只是呈现了一个在某些方面偏离了典型

的，但却更大、更广泛现象的例子：公开的疾病商议，尤其是那些假定病症存在模棱两可的情况，其表现为行为或情感症状。我们大多会同意存在某种躯体机制或者与死亡和伤残有关的精神失常的机制（无论是性格还是天生如此），但是，对这种犯罪责任的阐释存在进退两难。即使在上述案例里，我们依然难以对管理和精确界定疾病的边界达成一致，因此，大多数人都会表现出较模糊的和模棱两可的态度。他们是经历过伤残情感痛苦的男女，很难控制冲动，或者即使他们并没有达到犯罪的程度，但他们的行为方式对大部分与他们接触的人来说，在社会上和道德上是不能被接受的。

社会学家和社会批评家在过去 1/4 个多的世纪里，都在谈论异常行为的医学化、病理学的再分类，以及在这种情况下把事件的处理权交给有资质医师的趋势[3]。但是这仅仅是更广泛现象的一个方面，其在原本上与医学史作为一个专门职业有共通之处。我赞同人类痛苦和伤残的某些方面属于医学领域，并听从于医生的照料与解释权威。"医学化"（medicalization）或许更好地被理解为是西方社会对于还原论的、躯体的，以及日益增加的人们的感觉和行为以及明确的躯体病痛的特异性疾病解释的一种长期趋势。

然而，这种现象依然是复杂、易变和偶然的——甚至是日益扩大，并且无处不在。疾病的概念与痛苦或者社交问题行为之间的关系已处于争议和复议中——不仅在传奇式的法庭里，也存在于无数的临床、官僚和行政语境里。此外，很难说异常行为是一个独立的客观事件。它的时间、地点，甚至社会阶层都是具体的。现在认为可以接受的性行为，从自慰到女性性欲"过度"，在一个世纪之前都肯定被看作是异常行为并且可能被认为是病态的。很难轻易地划出疾病与某种意志的不当行为、应受谴责的自我放纵或特异性的情绪不适之间的明显界限，并且很难消除制造这种界限的文化和官僚体制的需要。同时，个体男女、普通人和专业人士呈现的是复杂且不总是固定的日常活动。这些活动是因现实的个人、家族、世代和社会地位而形成的。

犯罪责任以及法律和医学之间的复杂关系只是构成了这个反复协商的领域。媒体提供了无数关于这类公开争论的案例，只有很小一部分体现在刑事法庭上。我还需要提及仅仅是有问题的分类和事件，如性别认同障碍、注意力缺乏过动症、社交焦虑症或慢性疲劳综合征，无须提及公路暴力和经前期综合征或被认定为——从而可能开脱罪责——病态地沉迷于赌博和色情。马萨诸塞州的麦克莱恩医院开设的精神科门诊最近开展了一项针对"电脑成瘾"的治疗（指无法戒除互联网依赖）。他们的小册子告诉读者，医院提供了一系列完整的"专门的临床程序，除了针对那些电脑成瘾者……（包括）……处理其他问题，如焦虑、抑郁、酗酒和滥用药物、阿尔茨海默症、痴呆、人格障碍、双重人格和心理疾病、解离性障碍、创伤、睡眠障碍以及女性和男性性行为问题"。

针对药物和酒精使用的公共政策是另一个辩论疾病概念适用性和合法性的领域。一直以来，这个领域存在争议。由于深信和广泛传播的所谓的药物滥用的假设，人们花费了数十亿美元，成千上万的生命被改变了。这类行为是一种需要治疗的慢性疾病（有生化和遗传基础）的症状吗？或者他们是应被惩罚的罪犯吗？一位疾病模式的拥护者在写给编辑的一封代表性信件中争辩道："成瘾是一种需要医学和公共卫生回应的慢性疾病，而不是道德沦丧。"[4] 这种围绕行为和情绪疾患的本体论地位以及社会合法性的冲突早在一个世纪之前广泛展开时就已形成。虽然文化模式和临床情境在变，但其依然是模糊不清的。例如，当前情绪问题构成了一个特别普遍和具有诊断倾向的分类：抑郁症是一种事件，还是人的多样性和人类健康状况的一个维度？是否是对现实的情境做出的适当反应？或是它们的某种组合？这些问题对过去的一代人来说都非常熟悉。

或许，早在上一代人之前，这种疾病分类认识论的合法性最令人难堪的公开争论就发生了，其起因是计划修订美国精神病学会的《诊断与统计手册》。回顾这场冲突，最令人震惊的方面是一系列围绕重新考虑"同性恋"分类问题的投票。它是一种疾病还是一种选择？在多数医生的头脑中，"合理的疾病"是指一种具有特殊机制和可预见性过程的生物学现象。那么，"同性恋"这种合理的疾病如何能通过投票来决定，进而受到狂热的游说和公众示威的影响呢[5]？虽然投票已成为常规，但许多美国人仍然认为，诊断在部分上将由辩护团体和网站来确定，疾病专向研究经费部分上将由游说者、拥护者和新闻记者来决定，而不是由似乎客观的、有必然逻辑的实验室结果来决定，这是不恰当的。如果游说联邦政府支持癌症研究和治疗业已成为我们协商公共政策的正常途径，但是当我们将其运用到情绪和行为类疾病时，相似的世俗判断似乎并非如此自然了。在过去的半个世纪，在私营部门，我们看到了制药业的研究和市场营销决策是如何帮助重塑情感和行为疾病以及其治疗的医疗和大众观念，但我们也目睹了对这种趋势的有力批评。批评不仅针对具体的企业策略，而且也针对商业的社会作用、商业与政府的关系以及精神病学诊断分类自身存在的问题[6]。

在本章中我将概括一个日益扩张的疾病分类学边界时代的主要特征——大约始于19世纪的后30年，并且一直延伸到现在，然后详细阐明围绕承诺解释行为和情绪病痛的疾病分类上持续争议的某些原因[7]。我将要讨论的大部分内容都属于临床范围的精神病领域。一个多世纪以来，精神科医生一直都是有社会和情感困境病人的托管人，这些病人可以被貌似有理且有效地建构为疾病的产物。在我们对躯体病痛的精确定义以及适当的临床和社会回应争论不休时，同样，对行为和情绪病人是否构成一个特别敏感和偶然的子问题也意见不一。自精神病学在 19 世纪成为一个专门学科以来，就一直未划定边界。它是一个正常与异常的划界者和指定管理者，因此，也是这场无休止的辩论中不可或缺的关键参与者。与此同时，它也受到了经常性焦虑的折磨——可将其称为程序性嫉妒或建制性自卑。精神病学对要求严格的划界的无能为力——看似客观和普遍认同的、严格地基于病理学机制的诊断分类——已经不敏感了[8]。诸如癫皮病和麻痹性痴呆等。当其病因不明和治疗不确定时，属于精神科医生的职责，但当它们的机制得到澄清和进行有效治疗时就脱离了精神病学领域。精神病学仍然是情绪、行为和理解能力障碍的受赠人。在这个意义上，它与外科和内科同行专家的关系就显得微不足道了[9]。人们若不加批评地嘲弄似乎有效的躯体干预治疗，就很难谈论精神病学史。例如，试想一下胰岛素休克和脑白质切断术，便是如此。

特异性陷阱

虽然我列举的这些例子各有不同，但它们呈现出了一些关键的相似性。它们都阐明了具体疾病实体的社会和智识中心性，并假设了一种合理的疾病是不连续的，并且有特殊的临床过程。或许同等重要的是，行为和情感上的症状也被假定是尚未明了机制的反映。换言之，被一些社会学家和社会批评家数十年来称为"医学化"的是在实践中采用疾病实体时间上和空间上特有的词汇作为及时概念化和管理行为和感觉的工具。如果它们被广泛接受，那么这类疾病模式最终将成为特异性和躯体性的。

躯体的认同可能是最根本的。目前仍不断声称，精神上的疾病与糖尿病或癌症没有区别，"它"是一种躯体疾病。这种看法并不让人感到意

外。精神病病人既不会被指责，其保险也不会低于平均水平。正如一位
《纽约时报》的编辑以惯用的套语所言："大脑是一个器官，对与此器官相
关的疾病应该与任何其他疾病一样来治疗。"（1999 年 6 月 10 日）克林顿
总统在签署保险公司为精神疾病和身体疾病制订同样的年度和终身保险
覆盖范围，并将其作为一项"道德权利"时他也赞同上述的观点。像刑事
责任规则一样，保险覆盖范围也是争议情感和行为疾病的性质与治疗的
一个连续不断的场域。无疑，这些主张不仅产生了新的疾病实体，而且
也同等重要地产生了这种疾病存在的躯体理性，这不足为奇。例如，在
我准备撰写本章时，早间新闻报道了"一项全国性的研究 …… 大概 5%
的人在他们生活中的某些时候会出现频繁和严重的情绪失常，并被描述
为患间歇性狂暴症。这是一个正式的精神疾病的诊断。"记者还引证了一
位权威人士对愤怒的评论："愤怒不是简单的不良行为，"这位专家解释
说，"其背后有生物学、心理学、遗传学和神经科学的原因，你可以治疗
像糖尿病或高血压或抑郁症一样来选择治疗方案。"[10] 人们可以从当代出
版物和电子资源中举出成百上千个这类例子，这反映了我曾讨论过的隐
晦的历史现实：躯体的文化渗透、基于机械论的疾病特异性以及采用这
些概念来管理异常行为，合理地解释了个体特异性和情绪痛苦问题。

多年来，我对这种推定的疾病分类史一直抱有兴趣[11]。其中一个论
点，这就是特异性疾病观本身。这种观点认为疾病能够而且应该被看成
是存在于不同人的独特表象之外的一个实体。这些观点直到 19 世纪的最
后三十多年才在文化中比较普及。并非如此巧合的是，在此期间，这种
假想的疾病实体开始被广泛和常规地用于解释日益增加的各种社会羞耻
或自毁行为。当然，更早的例子也有类似的现象。甚至非历史学家也遇
到过疑病症、癔症、抑郁，也是参照思辨而唯物的病理生理学来解释涉
及的各种痛苦情绪。关于气质特性的体液论解释如同西方医学本身一样

古老，但是他们合理解释的疾病概念却与我们现代所接受的完全不同。像抑郁或歇斯底里，与基于机械论的现代疾病观念相比，体液论更灵活地将它们看作是个体生命过程的后果。

19世纪末是一个临床边界扩张的时代。在这个时代里，从文化上，诸如同性恋、盗窃癖、神经衰弱症、火车事故创伤后遗症（railroad spine，也称Erichsen病）以及神经性厌食症等假想疾病都被划归为疾病实体。其中的一些术语一直沿用，而另一些术语有的过时了，或者意思改变了，然而所有这些都是19世纪末热情的医生们所描述的新的临床现象。这并非偶然。19世纪的前75年已提供了一系列的智识架构单元，为将疾病看作一种独立实体的新观点积累了材料。对临床描述和尸体病理学的兴趣已阐明和传播了基于病灶的疾病观。19世纪末，这种思维方式得以强化，体现在对传染病的微生物理论的认同以及生理学家和生化学家实验室的各种发现中。特定的微生物是构成特殊临床实体不可缺少和决定性的原因，这一观念逐步得到了认同，似乎支持了传染病的特异性。因此，随着知识的传播，也支持了特殊疾病观本身。对这种观点的支持也提升了我们所称的生物医学科学——组织学、生物化学、生理学和药理学的权威性。总体上，它们都采用还原论、机械论和反活力论的语言，提供了一组强制和貌似客观的工具、程序、模式和数据，采用一种新的、精确的、可测量的，因而也是方便的术语来描述疾病。19世纪末遗传和进化的潮流构成了另一个重要因素——连接生物学与行为、心与身、过去与现在。许多假想的行为疾病在19世纪末被看作是体质性的[12]。酗酒和同性恋在这一点上是突出的例子。遗传学似乎越来越成为一个决定性因素，而不是影响健康和疾病的相互作用的多种因素中的一种。如同微生物理论一样，遗传学为19世纪末的医生解释各种不安情绪和问题行为提供了一种可能的躯体机制。

扩展边界和还原论计划：1870—1900年

这种解释越来越多地采取假想疾病实体的形式，神经衰弱在这样的概念中尤为突出[13]。这个术语是由一位纽约的神经学家 George M. Beard 于 19 世纪 60 年代末发明的，指躯体上和精神上多种症状的折中混合体：沮丧、惊恐、强迫、执着、性功能障碍、异常行为及瞬间疼痛等。回想起来，虽然这个观念可以被视为 20 世纪神经官能症概念的前驱，因为就其本身而言，按照弗洛伊德的理论和后弗洛伊德的人格和病因学模式观点，神经衰弱是个体的适应失调——但是，Beard 用非情绪化的物质性术语来描述其发现。如果要得到同行的认真对待，他别无选择，因为社会合法性意味着躯体认同。在 Beard 看来，神经衰弱具有的难以捉摸和转瞬即逝的特征性症状，说明病人在神经能量体质分配上存在潜在的虚弱。Beard 解释说："生理学是生物的物理学，而病理学是疾病的物理学。"[14] 尽管神经衰弱症只是表现在感觉和行为上，但 Beard 坚信它建立在模糊而坚实的躯体基础上。他在 1869 年写道："我觉得可以确定，神经衰弱症将迟早会通过对那些死于神经衰弱病人的显微镜和化学检验而得以证实。"[15] 例如，在 19 世纪上半叶，肺结核和肾小球肾炎的病变得以阐明的经验令人印象深刻，以至于 Beard 确信，尸体病理解剖最终也将阐明这一更加难以捉摸的躯体病症。

正如我们所见，作为一种医疗策略，医生对行为疾病的躯体化推测远早于 Beard "发现"神经衰弱的镀金时代。例如，用半个世纪之前 Benjamin Rush 的话说，抑郁症与身体疾病一样，都是源于躯体原因。Rush 严厉批评了广为流传的抑郁症是"想象出来的"、仅仅是对自我的放纵的观点。他解释道，抑郁症"不幸被假设为只是一种想象出来的疾病，若对此疾病有疑问时总是对罹患此病病人的冒犯。确实，这种观念已根深蒂固，但是，该病与胸膜炎或胆汁热一样是由躯体原因导致的。"[16]

19 世纪的医生反复地和程式化地提及大脑是一个思维器官，精神疾病是大脑失常的产物[17]。这一归根到底是躯体病理学的假说，从严重和伤残的精神疾病的病因学上从未被质疑过。但到了 19 世纪后期，其范围已经扩大到包括各种假想的疾病描述，Rush 和他的同代人很难认同这些也是临床关注的适当目标。在 Beard 时代，自诉为神经官能症的门诊病人，如各种各样的强迫症、情感痛苦（在今天往往被认为是情绪失调）以及所谓的身份认同问题（如同性恋），已开始充斥于城市空间和神经科医生的诊室。

大约在同一时期，即 19 世纪 60 和 70 年代，同性恋、神经性厌食、神经衰弱等多种问题被划归为疾病就不足为奇了。所有这些问题都被假定有躯体原因，如果不是体质原因的话；所有看似个体疼痛、功能失常或者社会性的问题，都被解释为行为问题。让我用另一个例子来详细说明这种争论：在 19 世纪中期被称作火车事故创伤后遗症或脊髓震荡的病症，在今日是比神经衰弱更生疏的一种诊断。这个新词是伴随 19 世纪中叶不断增加的焦虑与诉讼而产生的，那是一个铁路事故频繁的时代。它也反映了面对的铁路旅行超乎寻常发展的一种普遍不安。这一病理学概念与伦敦的一位外科医生 John Erichsen 有关，如同神经官能症与 George Beard 有关一样。最初 Erichsen 是在 1866 年春给大学学院医院（University College Hospital）的学生所做的演讲里提及此症，他的"论铁路和神经系统的其他损伤"（*On Railway and Other Injuries of the Nervous System*）不久就成为了一个标准参考[18]。如同 Beard 的概念一样，Erichsen 的诊断新名词体现了一个更广泛意义上的文化不确定性。甚至在 Erichsen 的研究之前，《柳叶刀》杂志就曾对火车创伤的神经后遗症发表过社论。

这些症状主要是通过神经系统表现出来，或者通过身体状况而定，取决于神经能力的完好生理平衡。它们不同于由于长期旅行逐渐继发的身体麻痹而引起的简单的易激惹性、烦躁和不适变化……这说明大脑和脊髓潜在的疾病，比如……神经中枢在受到剧烈震动和损伤之后，其后频繁产生的症状是继发于铁路碰撞时强烈的震动和反复撞击[19]。

在这种临床情境下，人们可以大致分辨出神经衰弱、脊髓震荡、心脏神经官能症和弹震症。事后看来，这些病症都是将特殊的情绪和行为症状与类似的合理假设躯体机制联系在一起。在某种程度上，所有这些也成为社会评论的理由和载体。毫不意外，1881 年 George Beard 写了一本被频繁引用的书——《美国人的神经过敏》(*American Nervousness*)，后来又出版了一本书——《性神经衰弱》(*Sexual Neurasthenia*)。这两本书都表达了关于自身和社会普遍的文化恐慌[20]。

虽然 19 世纪晚期出现的这些新的疾病实体，如性取向异常（同性恋）和神经衰弱等很快得以广泛接受和引用，但对它们的争论一直不断。对一些临床医生和医学界来说，它们是确切的疾病，但对另一些人而言，它们仅仅是自我放纵或更严重的文化颓废的一种表现。疾病在文化价值和社会实践的反复战斗中成为一种修辞上的武器。例如，在 19 世纪晚期的中学里，"压力过大"是一个颇受关注的现象，并将其原因归咎于城市中产阶级的残酷竞争。与此同时，不孕症和歇斯底里症被看作受过高等教育女性的必然代价。一种都市的、技术依赖的、但非自然的生活将在心理上、躯体上和病因上烙下印记。

所有这些情况看上去简单而纯粹，即疾病概念反映并调节了文化焦虑与对疾病模式解释力的普遍信仰。可以将这些观点很好地串联起来，但实际情况更为复杂。在 19 世纪末和 20 世纪初的美国，这些病理化的策略并未被普遍和持续接受。当许多人为解释疾病和健康的躯体和还原论模式所吸引的同时，另一些人则发现这种方法并不是那么合适。基督教科学派（始终坚持唯灵论）、耶稣再生论派（Seventh Day Adventism）和以马利运动（Emmanuel Movement）等都提出了他们自己不同的信条，构成了两极间的张力：一极是把行为还原到躯体机制（一种暗含行为的决定论解释）；另一极是整体论观点，强调信仰和行为影响健康后果的精神框架。人们也可能将他们看作是两种完全不同的还原论模式。当然，许多美国人——不仅是律师——在认同科学进步的一般信念的同时，也对酒精中毒、盗窃癖、神经性厌食症以及神经衰弱等疑似疾病的合法性和申辩暗示持怀疑态度。更古老、但目前依然存在的歇斯底里症的诊断，同样处于模拟两可和不屑一顾的境况。从道德上看，这些情绪和行为疾病以及它们假想的社会性因素是永无休止的文化战争中对阶级、性别偏好行为以及各类其他问题或冲突的回应——我们依然在为那些尚未达成共识的慢性疲劳综合征、盗窃癖、致命性酒精综合征、酒精中毒以及同性恋等疾病的合法性而争论不休。

更多的事情在改变

在过去的一个世纪里，医学社会史在某些方面已发生了巨大的改变，而在另一些方面则变化甚微。几乎没有变化的是精神病学的中介作用。一般而言，医学，尤其是精神病学，保持着边界管理者——边界警察的作用，即在有关抑郁和焦虑、性欲以及吸毒成瘾的永无休止的争论中起审查和认证通行证的作用。精神病学依然是这些问题的特殊受惠者，是每个时代特殊文化协商的义务参与者，即一种文化冲突的调和物。它并不是唯一的表演者。民事和刑事法庭、政府福利官员、媒体评论家、其他各种专家——更不要说病人及其家庭——都扮演着自己的角色。

回顾看来，寻求躯体机制以使行为疾病合法化似乎是一个平行的和逻辑上相关的连续性的过程。20 世纪的心理动力学传统强调家庭环境和个人心理发展及相关的谈话疗法。从主流医学来看，心理动力学传统几乎是一个冷门，是与一贯占主导地位的还原论的一种对立——如果说在文化上有意义的话。即使在其影响力最大的时期（1940—1970 年），行为及情绪的心理动力学解释仍然与主流医学有着不稳定，甚至边缘化的关系（尽管在专业外这种观念影响很广泛）。这种特殊的边缘性有助于解释 20 世纪精神病学中侵入性躯体治疗的周期性吸引力[21]。

在解释人类行为上，还原论模式占主导地位有着悠久的历史，正如我们在两个世纪前 Pinel 和 Rush 时代的假想性大脑病理学中所见，但现在它占据了非常显著的位置。我们从来没有这样着迷于分子的、神经化学的、最后是遗传的真相的想象。著名科普作家 Nicholas Wade 认为："我们正处于能开始解释学习、记忆、情绪等神秘脑功能的物理基础的转折点上，正处于可以奇迹般地操作从分子到思维的转折点上。"[22] 在不太遥远的过去，我们声称发现了阅读障碍、肥胖、冒险、同性恋甚至敌对行为的遗传基础。我们很多人会记得用染色体来解释犯罪行为的广泛讨论。当今时髦的进化心理学把生物还原论的超历史风格（metahistorical style）加到了我们文化上所用的机械论导向知识库以及对行为和情绪疾病的决定论解释（当然，也是"正常的"）。

不过，仍存在一个历史性的讽刺。我们正处在一个特殊的、表现为悖论的时期——一个既对还原论抱有期望又广泛批评这种乐观假设的复杂和架构混存的时期。作为一种文化，在假设行为的躯体（而且最终是遗传学的）原因方面，我们是始终不渝的还原论者。然而，与此同时，在对现有的疾病分类和治疗方法上，我们又是自省、批判的相对主义者。我们从来都没有意识到精神病诊断的武断性和建构特性。不过，在一个卫生保健日益以官僚化管理为特点的时代，在一个解释正常与病理行为时日益采用还原论的时代，我们也从未如此比以往更多地依赖它们。我只需要强调一下《诊断与统计手册》从原本 1952 年和 1968 年的适中版式——100 多页、活页装订、软面，发展到今天笨重的、900 多页的八开本（附有大量概要、图像及评论）。尖刻的评论家们，无论是专业的还是非专业的，都嘲笑其在分类上具有显而易见的随意性 [23]。

例如，让我印象深刻的是 Susanna Kaysen 于 1993 年写的回忆录《移魂女郎》(*Girl, Interrupted*)。该书是关于她在 20 世纪 60 年代后期在麦克林医院（McLean Hospital）住院的事 [24]。该书的一节显示作者是坐在她的"角落剑桥书店"（corner Cambridge bookstore）阅读第 3 版《诊断与统计手册》，彻底了解了边缘人格障碍诊断的实质与语言。几乎在 30 年前，她的治疗就依此诊断施行。她强调了植入貌似客观的临床描述语言中的随意性、性别刻板印象以及社会控制。Kaysen 的不可知论观点反映和包含了 30 年来对精神科疾病分类学的政治、认识论及女性主义批评。这是一个从未有过的充斥着大量怀疑和反思的时期。实际上，对精神病疾病分类学明确和根本性的批评在近半个世纪已经广泛存在。只需要举出 Thoman Szasz、R.D. Laing 的作品，以及各种各样女性主义和社会学对精神病权威和鉴别精神病的认识论的批评都可以证实这一点。

这种根本的怀疑论与必胜主义的还原论共存的矛盾现实，在目前使用精神科药物的争论中也得到了验证。广泛开具此类药物处方，意味着并且在过去 50 年已有助于特殊实体概念的合法化；对双相情感障碍用锂治疗；用药物治疗抑郁症在本体论上是合法的。但是，正如目前有关哌甲酚利他林（一种中枢兴奋药）、各种抗抑郁药和抗精神病药物的争议所提示的，这些关系不仅没有被解决，而且构成了一个新位点并且为社会价值的争论指派了角色。谁会设想上一代美国总统能像克林顿出任总统期间那样，选择一个诸如儿科精神药物的使用来作为一个公共问题呢？或者说，我们能完全接受这种似乎是临床问题的公共论争的再思考吗[25]？例如，像注意力缺陷多动障碍被广泛讨论和接受的那样，通过一种文化的辩证，它激发了对这种随意社会建构分类的大量有力的反对。几乎在 10 年前，一封写给《纽约时报》的信指责道，这不仅仅是儿童，而且越来越多的成年人"太随便就可以得到利他林那样的兴奋剂""而且生物还原论的背后隐藏的趋势就是，忽略更深的社会、心理和文化的问题……而赞同在他们的大脑中存在着疾病的假设[26]。也许这种批评性的观点只是少数，但在过去的 10 年已被广泛和清楚地表达出来，即便收效甚微[27]。

　　当然，这种异议既不是简单的技术（药物的）差异，也不是诊断准确度或制药业的营销策略问题。无数构思很好的流行病学研究将就儿童的问题性焦躁情绪达成共识。在某种程度上，其缺乏的是人类的多样性，如社会阶级、性别和官僚实践。临床流行病学研究起到了一定的作用，但它也仅仅是在一个复杂的、不和谐的争论中的一个声音。只有在特定的背景下，多动症这种概念才是有意义的。即使对于最极端和顽固性的行为，最终的结论仍然是不明确的，但最终有可列举的遗传和神经机制。它们的社会评价仍然是有条件的，并且是一个有争议的主题。对于多动症来说，什么是适当程度的关注呢？事实上，什么是正常的，是什么在被衡量？什么时候停止治疗和开始加强[28]？多动症或注意缺陷是依赖语境而进行的定义，是特殊的体制现实情况和文化需求的反映。正如我刚才所说的，其中的一个需要是求助于医务人员、权威性和概念分类，立刻进行合法化，并形成一个框架，以便体制管理和文化限制尴尬的社会现实。

对于其他各种多因素和非特异性的疾病也可作出类似的判断。例如，胎儿酒精综合征，可以被认为是一系列行为在统计学上的设定点，并且似乎与物理特性有关，也许反映出有潜在的生物学基础。即使我们可以对这个核心进行定义和辩护，以构成一个在实践上可预测的疾病实体，但在一个更复杂和多维度的社会现实中，假孕现象——胎儿酒精综合征——仍然是唯一的要素。如此界定的一种疾病实体将不仅包含了胎儿酒精综合征的假定病人的理想典型内核，也包含了其周围的各种影响因素。如同把一块石头掷到水中的效果一样，从含酒精饮料的标签到个人的负罪感和焦虑，再到刑事判案语境中吁请减责——或者如我们所看到的，对酒精成瘾母亲责任的放大等，也激起了一波波的涟漪 [29]。

抑郁症是一个类似的甚至更普遍的现象。我们所说的大多数抑郁症可能有生物化学基础，但病因与个体临床后果之间的关系仍然模糊不清。我们应如何在确定和可能发生之间，在遗传禀赋和情境协商之间取得平衡呢？这类病人与我们称之为抑郁症的情绪状态谱之间是什么关系呢？从性情和情境反应到全然不同、可划归病理的行为滑坡是什么呢？今天人们往往在语言上植入功能性的区别，当他们说某人患有"临床抑郁症"时，假设他正处于人类痛苦和多种情绪谱的极端。

尽管存在这种不确定性，但我们有关疾病特殊实体的目录构成了一个强大的现实，为个人思考自己和社会概念化行为提供了来源——正如歇斯底里、疑病症、低血糖、慢性疲劳综合征、海湾战争综合征，或性别认同障碍等当下的与过时的疾病实体在不同的历史时期所显示的那样。有诸多此类问题性疾病。这些分类的不同社会功效便隐含着争议。在围绕此类诊断归属的商议中总是会有赢家和输家；相关疾病角色的社会合法性——往往是社会资源——构成了争议的奖赏价值。各种辩护团体和互联网只是加剧了这类争辩，一些人声称某些有争议的疾病实体提供了疾病角色的合法性——如慢性疲劳综合征，而另一些人则对其予以鄙视，认为只是自我放纵的借口。

冲突与连续性

我来尝试描述一种始终在过程中、始终有争议，并且从未完结的现象。随着对问题行为和可疑情绪的文化和体制权力激烈斗争的展开，社会学家和历史学家论及了医学化与官僚化关联的现象。事实上，在过去的一个半世纪里，假想疾病的边界在总体上在不断扩大，但即便在它们向外扩展时，关于边界的争议依旧存在。至少有些医学界和公众只是在情感上部分信奉这些新的、扩张的病理学模式。

唯一未料到的是，许多不断发生的事件使行为和情绪疾病的中心地位和论争得以继续。这种连续性引发了用还原论手段达到整体——文化目的的悖论。由于疾病的定义已越来越依赖看似客观的征象（首先是物理诊断，然后是实验室检查及影像学检查结果），那些不易与这些检查相关的病痛自然就被置于次要地位。因此，行为疾病在由社会、道德、医学和认知构成的社会等级中处于下层。当恐惧、惩罚、敌意、羞耻、个人内疚、疼痛的混合往往伴有这类有争议的行为时，表现为情绪和行为"症状"的个体将不会始终如一地作为合法化和概念化疾病的机械论导向的特殊实体，这就不足为奇了。当没有达成文化共识时，例如对于同性恋或药物滥用，疾病分类学的共识也就没有了基础。然而，同样似乎讽刺性地，这种强大的疾病特异性观念不可避免地作为并将继续作为对情绪和行为问题进行意识形态管理的一种工具。此外，这也是可供普通人以及临床医生和管理者使用的一种工具。无论是在网站、杂志上，还是疾病分类学表上，始终存在一个贴着疾病标签的狂热市场。理想上的典型疾病概念是以特异性和机械论为基础的。这种还原论模式与通过此类疾病分类所厘清与安排的文化和官僚体制运作在一定程度上仍不一致 [30]。

第二个因素是有关代理人与责任的永无休止的协商。后 19 世纪的疾病模式容忍决定论的氛围，因此，在塑型特定病人的社会角色方面有潜在的重要作用。我们希望我们强加给自己和别人的叙述有道德意义，这很难从遗传学和神经化学的角度找得到随机的结果。不仅在法庭上，而且更普遍地在社会上，我们都在设法确定个人决策的责任以及不幸的意义。当代对于"肥胖"的争论便是这种含糊不清争论的一个例子。它是一种疾病抑还是一种个体特质？"它"是否反映了遗传命运的结果，还是体重增加的潜质只是构成复杂的、知之甚少的生物和心理社会认同的一个方面？那么什么时候人的特质变成了病理学？

第三个因素是把医学构造成一个官僚化和高度制度化社会的联系，其既培养疾病专有名词的使用，与此同时，又防止其定义与合法性的冲突。每一个诊断都将个体与官僚体制关系网，并且通常是专门诊疗联系起来。正如俗语所说，如果它不能编码，也就不存在。但这些编码决策是社会论战的潜在位点——在此，个体诊断的合法性可成为冲突和论争的关节点。联系是指连接，但是不同机构的利益和做法滋生了有关政策、权威和裁判权的冲突。例如，我提到有关工人赔偿或产品责任的争论，以及更明显的有关残疾或追究刑事责任的问题。当然，个人不可能完全遵循一般的疾病分类和相关的实践准则。这种临床实际的潜在随意性对医生和病人来说都是显而易见的。

我们可能会把一些感受和行为划入医学领域，但医学本身并没有明确的边界。例如，政府对卫生保健的补偿政策，或者是美国食品和药品监督管理局的监管程序如通常关系到私营制药公司的共同决策以不同的方式塑造了疾病的定义、可接受的治疗以及个体的经验。强大的利益相关者参与了所有这些决策，它们最终都涉及当代医学的临床实践和合法概念，在精神病学中尤为明显。消费者的广告以及随机对照临床试验也牵涉假想疾病实体的创造和扩散，但这一过程是复杂和模糊的。例如，尽管花费了上百万的广告费，勃起功能障碍是已被接受为一个合法的、价值无涉的疾病实体，还是它仍然被羞耻、古怪、不自然的文化嘲弄所包围，这一点依然模糊不清。

第四，精神病学及其概念会不断地、不可避免地渗入更大的文化中。这个现象并不限于过去的一个世纪。我只需要从语言考古学的角度提及日常话语中曾经是技术名词的词汇即可见一斑：思乡病、疑病症、多血质、歇斯底里、多疑症、自恋癖、性欲倒错、慕男狂、病态人格、自卑情结和强迫症等。虽然用法已经改变，但这一进程依然不变，普通人仍习惯用过去的医疗语言和解释框架来考量人类行为及其社会管理。对于那些经常质疑抑郁症或注意缺陷的分类，但很少质问——通常未意识到——诸如癌症这类躯体疾病的诊断或分期不确定性的百姓而言，行为及情绪疾病似乎比"躯体"疾病更容易接受。

碰巧，30 年前我写过一篇题为"精神病学合法性的危机"的文章。在文章中，我强调了精神科医生所扮演的困难角色，并指出无论技术如何进步，其将继续维持着模棱两可的角色。"除非精神病学完全解冻、融化，以及将自身融入似乎不存在那些重新定义自己的困境的应用药理学。"[31] 或许在过去的 30 年里，精神病学已经很好地融入了应用药理学，但是，我们要求用药物来解决人类困境的范围已从抑郁扩大到焦虑，从丧亲之痛扩大到无性婚姻。只要医学尤其是精神病学在这些问题上依然是我们指定的管理者，那么特殊疾病分类在社会角色扮演中将是一种不可或缺的工具。只要我们要求医学有助于定义正常、提供语境以及阐释情绪痛苦等文化工作，那么我们将继续在永无止境的争议上打一场游击战，即便划分疾病和异常、感觉和症状、随机的和决定的、羞耻的和值得同情的界限在不断变化着。

注释

　　我要感谢阿拉巴马 - 伯明翰大学、俄亥俄州立大学、康奈尔大学（精神病学系）、杜克大学、哈佛大学、麻省理工学院、宾夕法尼亚大学以及罗格斯大学的读者接受并对本章的早些版本给予了有效的反馈。感谢 Robert Aronowitz，Charles Bosk，Drew Faust，Gerald N.Grob，Anne Harrington，David Healy，Arthur Kleinman，David Mechanic 和 Rosemary Stevens 阅读并评论了文章的草稿。

1. Jlian E. Barnes. Insanity defense fail for man who threw woman onto track New York Time，March 23，2000。Goldstein 的定罪于 2005 年在纽约州上诉法院被推翻。Anemona Hartocollis. Court overturns murder conviction of man who pushed woman onto subway track. New York Time，December 21，2005。

2. Trial in case of drowned children opens. New York Time，Februrary 2，2002。Angeela Yates 在第二次审判时以精神失常为由被认为无罪。Angela K. Brown. Yates found not guilty due to insanity in 5 drowings." Boston Globk，July 27，2006。

3. 最近的社会学概括了这场闹剧，见：Peter Conrad. The shifting engines of medicalization. Journal of Health and Social Behavior, 2005, 46：3-14；Adele E. Clarke, Jennifer Fishman, Jennifer Fosket, Laura Mamo, Janet Shim. Biomedicalization: technoscientific transformations of health, illness, and U.S. biomedicine. American Socidogical Reriew, 2003, (68)：161-94；和 Allan V. Horwitz. Creating mental illness. Chicagoi University of Chicago Press, 2002。这一章不是关于医学化和其历史的观点，但是我非常想表达的一个观点是关于"医学化"作为一个具体的、整体化和不可动摇的东西概念化的趋势的警告。这个不可动摇的东西是以医学概念和实践要求奠定社会行动和权威的更广泛的领域为方式，是模糊复杂、多面和不一致性的观点。例如，参考引用制药公司、消费者和有控制的医疗保健角色的文章，作为"把医学化的列车开进21 世纪的引擎"（Conrad，"Shifting engines of medicalization",12）。列车是

一个物质性事物，只向一个方向移动——沿着预先设定好的路线。

4. Boston Globe, February 20, 2001。

5. Ronald Bayer. Homosexuality and American psychiatry: the politics of diagnosis, with a new afterward on AIDs and homosexuality. Princeton, N.J; Princeton University Press, 1987。

6. David Healy 在与制药公司的联系中，已经受到特别的影响，在精神病疾病分类学和临床实践中都有了转变。

7. 这种一般化很多也适用于慢性病，文化异常的描绘转变成——表面上看来——中立的语言，来讨论风险及其作用，以及使生活方式管理变得中心性的方式来讨论行为。见第四章"驱逐风险"。

8. Gerald N. Grob. Psychiatry's holy grail: the search for the mechanisms of mental illness. Bulletin of the History of Medicine,1998,72: 189-219。

9. "精神病专家所做的工作在现在并一直为医学的其他专业所尊敬的状况不会长存。"1902 年一位支持专业化的人说道。不足为奇的是，他所提倡的不仅仅是精神疾病的治疗和伤寒热或者肺炎的治疗能够同等对待——而且还要有对高水平物理化学的投资以及清晰化的令精神病专家难堪的模糊的诊断学分类。总之，精神病学的出现伴随着这些问题，"包括…所有的问题，在社区维护和继续进行正常的精神病方面的活动。"引自：Stewart Paton. Recent advances in psychiatry and their relation to internal medicine. American Journal of Insanity, 1902, 58：433-42, 434-442。

10. Carey Goldberg. Out of control anger. Boston Globe, Augurt 9, 2005。

11. 见：Charles E. Rosenberg. Explaining epidemics and other studies in the history of medicine. Cambridge: Cambridge University. 和 What is disease. In memory of Owsei Temkin. Bullitin of the History of Medicine, 2003, 77: 491-505。

12. 这个例子暗示了疾病具体化观念和把异常行为定义为一般固有组成的决定性结果之间复杂的关系。流行的退化说提供了一个解释这种现象的框架。见: Daniel Pick. Facing of degeneration: a European disorder, c. 1848-c. 1918. Cambridge Cambridge Unirersity Press,1989。

13. Marijke Gijswijt-Hofstra, Roy Porter. Cultures of neurasthenia, from beard to the First World War. Amsterdami Rodopi, 2001; Charles E. Rosenberg. The place of George M. Bread in nineteenth-century psychiatry. Bulletin of the History of Medicine, 1962, 36: 245-59; Barbara Sicherman. The uses of diagnosis: doctors, patients, and neurasthenia.Journal of History of Medicine, 1977, 32：33-54。

14. George M. Beard. Sexual neurasthenia (nervous exhaustion): its hygiene, causes,

symptoms and treatment, posthumous manuscript edited by A.D. Rockwell. New York: E.B.Treat,1884,15。

15. Beard. Sexual neurasthenia, 217。

16. Benjamin Rush. Medical inquiries and observations upon the diseases of the mind. Philadelphia: Kimber & Richardson,1812, 75。

17. 没有模糊 19 世纪早期医生们关于道德情绪方面的原因会延续并引起躯体变化的推断。心身是不可分割的而且必然相互作用。

18. John Eric Erichsen. On railway and other injuries of the nervous system. London: Walton and Mabry,1866。

19. Ralph Harrington.The railway accident : trains, trauma, and technological crises in nineteenth-century britain. // Mark S. Micale and Paul Lernere Traumatic pasts: history, psychiatry, and trauma in the modernage,1870-1930, . Cambridge:Cambridge University，2001,31-56。

20. George M. Beard. American nervousness: its causes and consequences: a supplement to nervous exhaustion(Neurasthenia).(New York : G. P. Putnam's, 1881）和 Sexual Neurasthenia。

21. Joel Braslow. Mental ills and bodily cures: psychiatric treatment in the first half of the twentieth century. Borkeley:Univerglty of California Press，1997；Jack D. Pressman. Last resort: psychosurgery and the limits of medicine Cambridge:Cambridge University Press，1998；Elliot S. Valenstein. Great and desperate cures: the rise and decline of psychosurgery and other radical treatments for mental illness. New York : Basic Books, 1986, 和 Blaming the brain: the truth about drugs and mental health. New York : Free Press,1998; Andrew Scull, Madhouse: a tragic tale of megalomania and modern medicine. New Haven, Conn.:Yale University Press，2005。

22. Nicholas Wade. The other secrets of the genome. New York Times，February 18，2001。

23. Stuart A. Kirk, Herb Kutchins. The selling of DSM: the rhetoric of science in psychiatry. New York : Aldine de Gruyter, 1992; Herb Kutchins and Stuart A. Kirk. Making us crazy: DSM: the psychiatric bible and the creation of mental disorders. New York : Free Press, 1997。

24. Susanna Kaysen. Girl, interrupted. New York : Random House,1993。

25. 当然，精神药物不但吸引了公开辩论。公开辩论筛查乳腺造影术或激素替代疗法，更别提不久前的干细胞研究的想法，包括报纸社论。整版的广告和电视节目。

26. A. Kohn, T. Arstrong. Letter to the editor. New York Times, September 7, 1997。

27. Richard J. De Grandpre, Ritalin Nation. Rapid-fire culture and the transformation of human consciousness. New York : Norton paperback edition, updated, 2000;W. W.Nortom,1999。

28. Carl Elliot. Better than well: American medicine meets the American dream. New York : Norton, 2003。

29. Elizabeth M. Armstrong. Conceiving risk, bearing responsibility: fetal alcohol syndrome and the diagnosis of moral disorder. Baltimore: Johns Hopkins University Press, 2003 ; Janet Lynne Golden, Message in a bottle: the making of fetal alcohol syndrome. Cumbridge, Mass: Havard University, 2005。

30. 当然，把情绪和行为归于整洁、可防御的和不同的盒子里并非易事，这是在许多 DSM 的评论文章中重点提到的一点。讽刺的是，此外，权力的具体实体集中在任何相关的言论。这些言论可能被解释为早期阶段湿滑的山坡通往一个成熟的疾病的前进道路。因此，焦虑和较小的情绪低落改变了它们的假定关系以及显而易见的环境，可能预示着（可能构成的疾病）——如心血管疾病中的高血压或高胆固醇。

31. Charles E. Rosenberg. The crisis in psychiatric legitimacy: reflections on psychiatry, medicine, and public policy.//George Kriegman, Robert D. Gardner, and D . Wilfred Abse. American psychiatry, past, present, and future: present on the occasion of the 200th anniversary of the establishment of the first state-supported mental hospital in American. Charlottesville: University Press of Virginia, 1975,147。

4 回

驱逐风险：或者，改变的越多，
保持不变的就越多

从理论上讲，我们崇尚"不确定性"，但同时在实践中试图去控制这种不确定性，希望将疾病明确归类[1]。我们试图通过个人行为与其后果的内在关系，对个人健康进行预测。在整个历史发展的过程中，疾病病因学和疾病本质的各种理念无不与疾病含义和疾病实体紧密联系。如同身体与思维之间存在着强大的相互作用一样，责备、内疚和焦虑的情绪与身体密切相关。我们所做过的和没有做的一切构成了我们现在的自己。

从古至今，这些理念已经通过各种形式得到无数次的阐释。在西方医学思想史上，人们一般认为慢性疾病以及急性和传染性疾病的易感体质是具有生物特异性的个体和特定环境长期相互作用、逐渐积累起来的产物。随着时间的推移，人体需要食物、水、睡眠和运动。人总是处于患病的风险之中。每一种生活环境和日常决定都具有生理学的意义。已经养成的某种生活习惯可能会使人不可避免地患上某种疾病，甚至死亡，抑或在适当的调节下，使人保持健康状态一直到老年。

回想关于"特定的疾病实体"（specific disease entities）的概念，人们在 19 世纪中期之前的理解与我们现在的理解是不同的。感冒可以转变为结核，一处淤伤可以发展为癌症，不良的饮食习惯可以导致痛风或糖尿病。在这个意义上，长时间地纵容某个坏习惯是疾病演变的第一阶段。缺乏疾病定义导致人们认为生病是一个难以捉摸、但又无所不在的报应，而这种报应是可以被理解、预料和避免的。从逻辑上讲，17 世纪和 18 世纪的健康长寿指南强调，一个审慎的人应该对生活所有可以掌控的方面进行控制：饮食、锻炼、睡眠、排泄和情感。在今天的术语名词中，以及遵循可以追溯到希腊医生盖伦的传统，这些因素被称为与"自然因素"（naturals）相对的"非自然因素"（non-naturals）。自然因素指先天因素，同样可能导致疾病。非自然因素指的是所有生命的必需要素，但既不属于机体成分，也不属于生命体的组成成分。非自然因素包括空气、饮食、运动和休息、睡眠和觉醒、排泄和潴留、心理情绪、服饰和沐浴等。

很明显，对日常生活的关注为我们提供了加强社会行为规范的机会。在道德、意义和机制的范畴之间并没有实际的差别。道德缺陷的症状，如性乱行为、暴饮暴食、懒惰和失控的过激情绪。不可避免地损害了身体健康。

对于 20 世纪后期有健康意识的读者来说，历史悠久的养生法似乎是具有启发意义和预见性的。但是在 18 世纪后期和现在，有许多事情介入其中。现在也不再可能再受益于传统医学的设想，即使其中的某些观点听起来很熟悉。我想在这里着重强调四项主题。它们是用传统方式理解健康和疾病的基础，其关于身体的思维理念与 20 世纪医学的某些主流观点恰好对立。第一，它具有集合性、包容性和积累性。从这个意义上说，所有身心之间、生理与道德之间的绝对差别是随意偶然的。因为每一个因素都是逐渐形成的，并且在形成过程中这些因素会相互作用和影响，构成了人的个性特征。第二，它强调个体特质。不仅指药物生理学反应和疾病症状的个体性，也包括每个人的固有体质和既往史的特异性[2]。第三，如果说生理学在持续身心相互作用中处于中心地位，那么在含有危险的和潜在致病性情绪以及涉及决策的"更高级"因素中，心智则处于中心地位。一个人从儿童时期到死亡，其日常生活的每一个方面都需要主观决策，以及采取行动的意志和决心。按照逻辑顺序，我想强调的第四点是个体对维持健康负有的责任，以及在生病时（特别是在慢性病中）对康复管理负有的责任。以上四个理念均与疾病不可预测性的管理有关，强调了个人意志和责任的重要作用。

以上理念最适合能够将选择付诸实践的人；同时，现代人也很清楚现实中阶级和职业造成的不平等。举例来说，一个工人不可能轻易改变自己、妻子或孩子的饮食结构，他也不可能定期骑马，或者去亚得里亚海或西印度群岛航海旅行来改善健康状况。然而，当人们将贫穷作为患病（疾病有可能伴随他们一生）的罪魁祸首或借口时，医生的角色就改变了，知识分子的立场也就模糊了。

"这漫长的疾病，我的生活"

在急性病和传染病占主要地位的社会结构中，并不十分强调摄生法和生活方式的作用[3]。但慢性病则不同。每一个慢性病病例均是集环境和责任、道德和轻率、不断重复的无数决策（及导致的行为）的独特的集合体。一种慢性病并不仅是一种疾病，同时也成为病人自身的一部分。例如，流行性感冒的病人只是患了感冒，而病人本身并非是感冒；病人可能突发霍乱，但如果幸存下来，病人不会被认定为霍乱病人。但是，对于水肿、麻风、糖尿病或癫痫等疾病的病人来说，疾病则成为病人主体的一部分。急性传染性疾病同样可以产生长远的影响，例如脊髓灰质炎和天花（有可能导致容貌损毁或失明）就是两个有力的证明。

与其致病因素一样，慢性病的治疗与生活的方方面面密不可分。随着时间的推移，病人可能康复或幸存下来。与急性病病人相比，慢性病病人有必要对自己的康复管理更加负责任。正如 18 世纪晚期再版的广为流传的健康手册中提到的："急性病病人偶尔可以做自己的医生，但慢性病病人能否痊愈主要取决于病人本人的努力。"[4]毫不意外的是，18 世纪晚期和 19 世纪早期的医生作家均强调慢性病和急性病的差异。他们清楚地知道这两类疾病对病人、病人的家庭和医疗从业者来说意味着非常不同的情况。

疾病易感性可以用于解释急性病的选择性需求。在我看来，这个概念如同慢性病本身一样，受到个人体质、环境和摄生法的共同影响。在以下这些例子中，社会对道德随意性进行了理性主义的否定。暴饮暴食、酗酒、精神焦虑以及意志薄弱的人患黄热病、天花或霍乱的比例比正常人高，正如营养不良、身体不洁以及贫穷的人患这些疾病的比例较高一样。不过，对于天花而言，19 世纪的评论家认为患上天花是因为无知而没有注射疫苗。

疾病的宗教学意义一直与其生理学意义共同存在、相互补充、相互贯通，但到了 18 世纪末期，疾病的宗教学意义不再独立存在。受过教育的普通人群和医生确实倾向于相信行为上的过失，即恶行，会导致暂时的惩罚，但只是通过身体内建立的机制进行惩罚。比如过度饮酒会引起疾病，但这并不是通过上帝的介入，而是因为身体代谢产生了一种"非自然"的物质而引起无法避免的结果。在 20 世纪后期明显属于道德范畴的事情，在 18 世纪晚期或 19 世纪早期则被认为是自然给人的教训。这种推测性病理学的风格当然比其具体内容更为重要。它强调身体中建立的机制保证了只有"自然"的实践和行为才能保持机体稳定的健康状态。并不令人吃惊的是，"自然"的概念与当时的道德观念有所重叠，因此，根据此定义，烈性酒是"非自然的"，喝酒对身体有危害；一夫一妻制对

于种群是"自然"的，性乱交对身心都有损害。这样基于生物假定设计的
警告无处不在，无论是在学校的课本、布道还是医学论文中[5]。

我们的医学理念在过去的 150 年有了巨大的改变。我们面对独立存
在的具体疾病时最为轻松，可以通过实验室和尸体检验充分理解其发病
机制。如果我们无法理解疾病的发病机制，或者无法推断存在发病机制，
我们便会对病痛和不适的社会认同表现出犹豫不决。对疾病的诊断可以
定义一个社会角色，赋予疾病社会的合理性；没有明确的诊断，病人可
能会被认为是装病以逃避责任或博取他人的内疚和同情。不可避免地，
20 世纪人们对病理学机制的理解也应当达到道德教育的目的，这与 18 世
纪后期和 19 世纪早期盛行的理念是相似的。这些理念由于其强大的解释
力，已经与我们的世界观紧密地结合在一起，因此，不可避免地担负起
超越疾病机制来诠释疾病意义的重担。

疾病的特异性和机制

疾病的现代观念有两个发展阶段。第一个阶段是接受了疾病是特异
性实体（specific entity），具有相应的临床病程及病理学基础（生理的、
解剖的或者两者的结合）的观点。第二个阶段是 19 世纪病理学的发展
开启了传染病病因学研究的革命。当然，这里我指的是细菌理论（germ
theory）。这个新理论强调并进一步证实了之前已经被医生和临床病理解
剖学家描述的疾病实体的本体状态（例如伤寒）。

这样的疾病观点也有其道德以及政策层面上的含义。对疾病的独立
性、特异性和外部病因的强调，意味着人们可能只是由于偶然与致病因
素接触而患病[6]。疾病似乎正在逐渐与道德因素相分离，因此，正如某些

19 世纪评论家所担心的，脱离了道德秩序[7]。

在对疾病的解释上，个人意志和社会环境似乎所起的作用越来越小。接受疾病存在独立的特定病因，即是强调了患病的随机性和疾病的病理机制，其中的关键不在于是"谁"而是"哪里"决定了某人的疾病易感性。因此，细菌理论改变了人们对传统病因学模型中集合性和积累性的理解（强调病人患病前在道德和生物层面的生活轨迹）。因此，19 世纪晚期细菌学的重大发现使人们逐渐质疑惯有的整体论疾病模型的可信度，更加支持以疾病特异性、还原论和机械论为取向的疾病观的中心地位。这在历史上已经是一个被滥用的说法——就像多数这样的老生常谈只反映出真理的一部分。

但是我们对这方面的理解并不是不加以修饰的。长时间养成的思维习惯不能在一夜之间改变。环境、体质和职业的因素，特别是在解释结核病这样的慢性病的发病率上，仍然在 19 世纪后期的病因学思想中占有重要地位。即使我们承认微生物在特定疾病的病程中扮演了必要角色，我们仍需要解释易患体质和易感性。压力、精神状态、性欲仍然在医生和公众对健康的思考中占有一席之地。在社会和政策术语中，我们可以轻易发现病原微生物的身影。与道德品行截然不同，职业或出身决定了一个人的社会地位，也是造成疾病发病率不同的解释因素之一。举例来说，无论个人习惯如何，一个铸造厂工人或金属抛光工人可能更容易患结核病或其他胸部疾病。一个贫穷的寡妇可能会发现，无论她有多么干净和规律的生活习惯，租一个通风良好的公寓是一件比较困难的事。易患体质可以是社会层面的，也可以是生物层面的。

社会和个人对于健康维护的责任分配存在政治和道德上的两难困境，而且并不容易解决。19 世纪后期的公共卫生倡导者总是会考虑到导致处于经济和社会劣势地位病人患病的诱因。人们总是能找到责备贫困人群和被剥削者的理由，甚至是在呼吁改善他们生活状况的改革中也是如此。即使人们承认工人生活在非人性化环境中、工作时间过长并饱受周期性失业之苦，仍然一味地指责他们酗酒、个人卫生不良，以及"轻率鲁莽"。人们经常用"有才智"或"缺乏才智"的标签来解释疾病的易感性和状态。尽管传染病的细菌理论有着巨大的影响力，但仍然无法消除长期存在的社会学假说。

　　然而，细菌理论不仅体现在学术知识成果方面，它同样融入了技术资格评审、实验室检查和个人职业地位的结构中。这是一个充斥着证书和专家的世界，我们对疾病的理解正逐渐偏离（虽然不是一直远离）数千年来我们对疾病的看法，远离疾病的整体论、个体和道德的理解。细菌理论不只是学术上的抽象概念。在19世纪最后的25年以及20世纪最初的25年中，细菌理论帮助人们改变了医学的方方面面。

　　其中一个转变是医生职业社会地位的提高，以及对医生社会身份的重新审视。我们期望看到医生善用技术，并且能够提供有效的服务。同样，如我们之前所强调的，我们以具体的、机械论和还原论的观点来看待医学知识。对于集科学和艺术（两者既相互联系又相互对立）为一身的医学来说，科学的成分占据越来越重要的位置。同样，这种健康和疾病的观念也影响到作为病人的我们对自己的感受，以及我们如何看待自己的疾病或健康的状态。

　　此外，在我们现在的讨论中，我还要强调20世纪医学的另一个方面。这一方面可能并不为人熟知，这就是疾病生态学的改变。无论我们如何权衡相关变量，即我们愿意将多大的功劳归功于医学的某项科学投入以及生活水平总体改善的程度，不可否认的是，在20世纪的进程中，急性传染病所占的地位已经远远没有以往那么突出了[8]。

　　第一，我们都知道，在西方世界生活的人寿命更长一些，他们更有可能终身患有慢性病，并最终死于慢性病。慢性病需要社会和个人的调节，并非一元的病原学解释。第二，我们越来越拘泥于由实验室操作（生物化学、组织学、免疫学和影像检查结果）制订出的诊断分类。第三，我们不仅描述新出现的疾病，同样关注疾病的各种初期状态，例如胆固醇升高或高血压，这是我们监测正常和病理状态的副产品。无论我们如何看待这些状态的预后或临床意义，不可否认的是，这样的状态一经描述，便将产生新的情绪问题。对于存在高胆固醇或高血压威胁的个人来说，在未来的几年或数十年中，他们需要不断做出新的决策，对日常生活的方方面面进行调整。

20 世纪医学的技术变革无意中带来了副产品，即新的慢性病。治疗上的进步使一些急性致命性疾病病人转变为长期的生活困难的人。这里，我指的是面对慢性病"管理"问题的个人，比如使用胰岛素的糖尿病病人，或者接受透析的肾退行性病变病人，以及那些社会、心理和生理状态需要不断调试和管理的个体。这样的疾病都有其潜在的道德价值。在有患病倾向的个体中，其"生活方式"管理中的倾向、选择和随之而来的内疚心理在实际患慢性病的病人中更加严重。病人是否顺从？他们如何管理自己？如果他们所患的慢性病具有传染性，例如艾滋病或结核，他们在寻求可及的治疗手段和避免传染给他人方面能够负多少责任？

所有这些发病率模式方面的变化有助于建构一个基本的双重性观点：当我们更容易患上定义模糊的、具有多种病因的疾病或多种疾病共患时，我们对疾病的整体看法已经越来越趋向疾病特异性。当慢性病成为新的疾病负担时，我们再次扩大了特殊的临床认识图景。对此类疾病公认的分类在社会上形成了一组典型的叙事，据此个体可以对自己未来的病情、伤残情况或死亡进行预测。一个诊断也可能促使我们从另一个不同的角度去审视自己过去的行为，并重新塑造对自我的认识。一旦每种临床实体以某种方式得以阐释并被公众和医学界所接受，便会成为影响医患关系、病人期待、自我评价以及家庭内部关系的一个因素。疾病分类可以看作是由不同疾病叙事组成的文化上可接纳的菜单[9]。人们怎样才能遏制或改变其体内的病理变化呢？人们如何通过适当的摄生法来预防这类疾病呢？

当代的情况与传统观点略有不同，但它们之间也有相似之处。传统医学的非特异性病理学体现了对生理学上的审慎和远见的需要。一直以来，医生都很清楚慢性病反映了个人调节和社会支持上的问题，不论其原始病因如何；时间本身和幸存时间的延长反映出社会和病人存在着某些问题[10]。20 世纪末，无处不在的慢性病（以及我称为"前疾病状态"的情况，例如高血压或高胆固醇）已经将政策和情感的重点放在生活方式以及个人选择和责任上。慢性病开始扮演新的社会角色，它意味着一个延续的叙事，以及病人在决策和道德自我定义上的进步。"叙事"（病人主诉）和"社会角色"的概念表达了同一个现实的两个方面和两种思维方式。

这同样意味着一个关于责任主体的争论。国家在一个公平的老龄化社会中扮演着怎样的角色？我们怎样平衡个体责任和社会介入的需求？我们理性地试图通过个人劝解减少患病风险，其中有多少是为了避免处理不公平的制度结构，而将患病归咎于受害者个人？整个 20 世纪的社会都在以自己的方式上演着备受争论的道德选择和社会承诺的戏剧。

疾病状态/前疾病状态

不久之前，美国健康及人类服务部（Department of Health and Human Services）出版了一份详尽的意见书——《2000 年健康人计划：全国健康促进和疾病预防目标》(*Healthy People 2000: National Health Promotion and Disease Prevention Objectives*)。这是"一份阐述国家机会的声明"。尽管此文件倡导采用一系列折中的措施进行健康促进计划，它更加强调了个人的角色和责任。序言的第一页写道，到 20 世纪末，"生物医学研究在诊断和干预疾病方面已拥有了精良的技术"。医学已经使我们了解了很多关于导致疾病和过早死亡的因素。意见书中继续写道："我们已经知道，我们每个人可以采取行动以控制患病或导致残疾的风险。我们已经掌握了对健康更全面的评价判断，并拥有了更好的生活质量。"举例来说，现已发现吸烟、食用高脂肪食品、酗酒和久坐的生活习惯都将大大增加患病和过早死亡的风险。关于这些因素导致的死亡率，作者认为，"是个人生活方式的选择影响美国个人健康和国家未来的例证。"[11] 对于疾病病因存在一个更古老的观点，认为疾病病因包括三个基本因素，即"个体""生活方式"和"选择"。三者在逻辑、修辞和情感上相互联系。从道德层面上说，慢性病成为不良生活方式的集中体现，例如吸烟、不系安全带、酗酒和贪吃干酪汉堡包。

正如在前细菌理论时代，不良习惯将逐渐且不可逆转地转变为疾病。我们的身体健康状况是长期行为积累的结果，并传递了价值理念。疾病如幽灵一般成为我们行为的制裁者，判断我们是否遵循了公认的行为准则。20 世纪疾病特异性的概念呈现出理想的经典轨迹，暗示了个人的对错、冲动和拒绝。不可避免地，这种生理上的自我认知很容易否认物欲，从而更适用于一般的文化价值调控和道德境界的要求。避免摄入油炸食品是道德和生化意义上的共鸣。身体锻炼带来了自我价值感，并改善了心血管状况。一夫一妻制向信仰者传达了道德境界，减少了患病风险。正如之前的几个世纪一样，我们可以通过个人有意识的行为预测其生理学结果。同样，在预测时应考虑内含的文化秩序和情感安慰因素。在历史上，自我否定一直与精神境界存在联系。这种强有力的联系与当代对饮食、锻炼和慢性病病因学的观点存在关联。

此外，在关于慢性病的当代和传统观点中还存在其他一些相似的观点。一个是我之前已经提到的无处不在的前疾病状态，例如高胆固醇或高血压，这些均是现在医学还原主义和以实验室为导向的人工制品。然而，具有讽刺意味的是，每一个存在问题的生理状态均提示我们可以采取道德行为进行纠偏，同样也代表了我们逐渐普及并改变备受束缚的特异性疾病概念（以及因此重新听取 19 世纪前的疾病观念）。我们可以这样说，在高血压的情况下正常状态会逐渐转变为病理状态，反之亦然。正常和病理状态的界限并不是清晰明确和绝对的，除非我们选择制订模棱两可的生理或生化阈值，如果在行政官僚上是可行的，从而使某些诊断方法合理化，并启动相关的治疗步骤。随着诊断能力的增强，我们已经为成千上万的公众提供了另一种疾病叙事，否则他们可能对潜伏在体内的侵害之源一无所知。

在过去的数十年里，我们同样创造了另一种从心理学角度（而不是从生理学或生化学角度）定义的前疾病类型。我将这些假定的实体称为 A 型人格和成瘾人格。正如我们的祖先一样，我们仍然对整体的病因学感到不适。这种病因学没有为心理或情绪因素留出空间，并且这种假定"类型"的自我建构是易变的。人们可能会问是否此种人格类型是疾病、预后指标、自我实现的道德判断或正常变异的组成部分之一。无论它们在病因学和诊断中扮演怎样的角色，无疑它们让我们从文化角度重新考虑这个问题：在 A 型人格中，对自力更生的人经常出现不安行为的疑问；具有成瘾性格的人害怕失控。这种观点和传统假设相似，并且再次证实了关于身体和心灵、健康和行为之间必要联系的传统假设。当然，如果想要保持健康，还包括需要处理好"欲望"。

"身心医学"和"整体医学"是 20 世纪下半叶逐渐流行的概念。这两者均被视为对抗 20 世纪上半叶绝对的机械论和还原论的医学解释，同时也是新的先进的思考健康和疾病的思维方式。然而，这两者，如果不是被看作公认的真理的话，都曾被 18 世纪或 19 世纪的早期医生看作正统的思想。

在我们认可的疾病实体世界里，疾病特异性暗示着疾病类型的单一性和病程的可预测性。它同样暗示疾病存在某些基本病理机制。正如我所提出的，这一类假设是对 19 世纪前疾病思维方式的叛离。一个稳固的基于机械论的实体状态意味着社会合理性。对认可的临床实体做出诊断，可以将模糊的行为和情绪合法化，在这种有争议的案例中可为病人角色带来益处。但并不是所有的疾病在道德层面上都是平等的。尽管历代的批评观点认为，医学是极度以还原论和机械论为导向的，但"功能型"疾病仍然背负着道德失败、心理弱点，甚至有意识地装病以逃避责任的指责。造成的结果是，人们通常从"客观的"诊断（在实际中经常采用免疫学标准）中寻求安慰，这是多么具有讽刺意味。因此，当前我们可以看到这样熟悉的场景：病人要求医生做出诊断，让医生在一些模糊、持续和棘手的主诉中找到一个特定的合理疾病。"我们正在竭力改变公众对于疾病严重程度的看法，"新泽西"莱姆病网"（Lyme Disease Network）主任在《纽约时报》上这样宣称，"同样，我们试图说服医生，病人是莱姆病的受害者，而不是莱姆病癔症病人。"[12]

虽然不同的人群对疾病有迥然不同的理解，不管他们是医生还是病人，以及受过良好教育或缺乏教育的人，他们都有独特的认识自己的思维方式。我们每个人仍然必须与他人讨论自己对疼痛和伤残的理解，但是医生和他们授权做出的诊断是这个协调沟通过程的重要因素。

疾病的机制和意义

　　我们均接受疾病病因的多因素模型，但是病因网络（以及特别是无漏洞网络）并不总能满足我们对疾病意义的需求，尽管它们具有学术甚至美学的意义。疾病概率和多因素复合体难以符合大多数人看待自己和家庭成员的思维方式，也不总是适合医患关系所需的情感因素。因为人们想要知道他们或他们的家庭成员会发生什么事情，而不是数字统计。毫无意外，执业医师并不善于用概率思考问题。每个病人都是独立的个体，每个人的疼痛都是独特的。"风险降低"与疾病、疼痛和过早死亡的残酷现实保持着客观距离，精确地反映了安抚公众的当代风格。同时，注重生活方式和摄生法的传统观念使人产生内疚感和想要控制的欲望。

　　在这个时代，我们看待慢性病的观念已经转了一整圈。个人的生活再次成为分析的对象和公众争论的焦点。当我们评价重要疾病的病因和预防时，我们又一次试图将体质、环境和意志组合在一起。举例来说，当代对于神经性厌食、艾滋病、2 型糖尿病和肺癌的争论均以他们自己的方式反映了这种解释风格的持久性。从习性到习惯再到病理学机制的运动再一次成为道德主义者、流行病学家和临床医生的关注焦点。身体和心灵、体质和生活方式、决策和职责并不会轻易地从发病机制和公共卫生领域消失 [13]。举例来说，1992 年，美国预防医学研究所（American Institute for Preventive Medicine）发表了该年的十项新年倡议，第一项是压力管理，其他几项按照顺序依次是安全性行为、戒烟、防止吸二手烟、建立社会支持网络、保持积极的心态、控制胆固醇和饱和脂肪酸的摄入、限制红肉、摄入鸡蛋和奶酪、适度饮酒和过有意义的生活[14]。

然而，为了处理疾病前景和现实以及消除疾病不可预测性的幽灵，这只是我们现在采用的一部分策略。即使我们相信从文化同质角度考虑健康和疾病状态的身体观点在 1800 年代就已存在，我们很难深入思考这样一个一直延续到现在的统一观点。很多人确实发现存在清晰的还原论的非共鸣的疾病观：从这个角度看，疾病的意义是由医生作为科学家进行辨别定义的，将疾病还原为疾病背后的机制。因此，出于对医生和科学家的信任并由此产生的安全感，我们已经自愿放弃了思考疾病责任。若人们对实验室和计算机得出似乎价值无涉的结果表示不满意时，便会强调个人心灵和情感的病因和治疗力量。

我谈一下相信意念治疗的自助倡导者和信仰者[15]。举例来说，至少我们当中的一些人相信，情绪压抑会引起癌症，心灵和情绪调节能够治愈癌症。尽管在科学医学的还原论占统治地位的医学界，此种信念处于边缘地位，但强调适当引导下的情感治疗疗效，会带来相应的社会负担：个人失败的挫败感会加重病情，病情加重再一次引发病人的内疚感。这个观点的批评者认为，即使某人不认为是因为自己的原因造成患病的易感性，患癌症或其他致命性疾病本身这件事情就已经很糟糕。"我们总是在追问一个古老而令人痛苦的问题，为什么坏事情总是发生在好人身上？别人告诉我们，坏事情就是只发生在好人身上（你知道这是多么的郁闷）。癌细胞是内化在身体的愤怒，蔓延到身体各个部位。饶了我吧。"一个拒绝接受这种病因观点的激愤的癌症病人写道："同样，我要面对生活的不可预测性这个事实。我们人类宁可接受苛责也不愿接受混乱，但不可预测性正是生活的法则。"[16]尽管我们越来越了解构成疾病的基本生物机制，但我们并不能断言对疾病和死亡的文化情感现象达到同样程度的理解。我们仍然会对疾病强加疾病的意义，给病人打上耻辱的烙印，借助疾病的侵入来支持——有时破坏——某些文化准则和社会政策。

　　与这些讨论相关的是一个古老的问题，即个人和社会的责任分配问题。从逻辑上讲，旨在调节个体行为的政策不需要与处理更一般性社会问题的努力竞争资金。在实践中，争论还在持续，正如我们经常将个人和社会政策在零与众多博弈中当作备用选择一样——我们将继续采用传统的做法，即既责备那些处于更高患病风险的人，又为其辩解开脱。

　　这个讨论是没有简单答案的。对于我们大部分人来说，用非还原论的思想来思考健康并不是一件容易的事情，然而用还原论的思想预测未来并不能满足我们对疾病意义和疾病确定性的需求。甚至在一些有确定风险相关关系的例子中，如吸烟、高脂肪饮食或性乱交行为，客观数据均不可避免地与主观反映交织在一起。简单的关联关系一旦牵涉情绪因素就变得复杂起来。行为、内疚和责任仍然存在错综复杂的关系。这些关系在古老的时代就已存在，现代医学成就已经改写或加深了这种关系。我们一直渴望保持健康并且延长生命，但慢性病的出现使这样的梦想变得遥不可及。虽然我们知道了太多，但又远远不够。

注释

　　本章原为 1992 年 6 月 21—23 日在新墨西哥州圣菲市举行的"道德、健康和历史"（ Morality, Health and History ）会议准备的，该会议由 John D. 和 Catherine T. MacArthur 的健康促进和健康损害行为的决定因素和影响基金会网络赞助。在此，我要感谢会议参会人员提出的宝贵意见和建议，同时，感谢 Barbara Bates，Chris Feudtner, Renee Fox, Gerald N. Grob, Steven J. Kunitz 和 Irvine Loudon，他们耐心地阅读了本文并提出了有益的建议。
1.　James H. Pickford. Hygiene, or health as depending upon the conditions of the

atmosphere, foods and drinks, motion and rest, sleep and wakefulness, secretions, excretions, and retentions, mental emotions, clothing, bathing, &c. London: John Churchill, 1858, vii-viii。

2. 回顾一下体质（constitution）一词。20 世纪之前的医生和普通人尚未接受遗传（先天）和非遗传（后天）属性的根本区别，他们对这个词有着相当不同的理解。在早期，"体质"一词被看作受孕时存在的属性，但也同时反映并包括了受孕后每一次与环境（子宫和出生后的环境）的相互作用。尽管当时人们并不认为疾病是完全由父母传播给子女的，但患病倾向或虚弱体质是可以被遗传的，并且一般认为慢性病（例如癌症、精神疾病、痛风或肺结核）可以反映其病因中的体质因素。

3. 疾病的性质不同，对于疾病（甚至是急性疾病）的社会反响程度也不同。流行性感冒是一种病程短、通常不具有致命性的疾病，一般可以完全康复，所以相对来说，感冒不会被罪恶感和污名所累。霍乱或瘟疫则代表了截然不同的例子，尽管二者并未如癫痫或糖尿病等慢性病构建同一类型的社会现象。"这漫长的疾病，我的生活"（This long disease, my life）这句话源于 Alexander Pope 的"致 Arbuthnot 医生书（Epistle to Dr. Arbuthnot）"，并被用在 Marjorie Hope Nicolson 和 G. S. Rousseau 所著的书名中，"This long disease, my life"：Alexander Pope and the sciences. Princeton, N.J.: Princeton University Press, 1965。

4. William Buchan. Domestic medicine; or, a treatise on the prevention and cure of diseases by regimen and simple medicine. Philadelphia: Thomas Dobson, 1797, xi.

5. Charles E. Rosenberg. Catechisms of health: the body in the prebellum classroom. Bulletin of the History of Medicine , 69,1995: 175-197。

6. 很明显，对某些疾病来说，特别是性病，其病因学的新进展似乎完全符合传统的道德观念。但是，同样从未有人怀疑过此类疾病的传染性，正如天花一样，此类疾病可通过某种特定的可再生繁殖的物质进行传播。

7. Lloyd G. Stevenson. Science down the drain: on the hostility of certain sanitarians to animal experimentation, bacteriology and immunology. Bulletin of the History of Medicine,1955,29: 1-26; Charles E. Rosenberg. Florence Nightingale on contagion: the hospital as a moral universe.// Explaining epidemics and other studies in the history of medicine . Cambridge: Cambridge University Press, 1992, 90-108。

8. 提到变量的权重问题，我这里指的是 McKeown 争论和一个更加详细的相关讨论，关注人口统计学和发展循环中与"健康转型"相关的因素。Thomas McKeown 是一位社会医学的英国教授，主要研究肺结核的消逝，特别是在有效的化学疗法问世之前，19 世纪后半叶和 20 世纪前半叶这段时　间。Thomas McKeown. The role of medicine: dream, mirage or nemesis? Princeton, N.J.: Princeton University Press, 1979; McKeown's "The role of medicine a symposium. Milbank Quarterly, 1977, 55: 361-428; Simon Szreter. The importance of social intervention in Britain's mortality decline c. 1850-1914: A reinterpretation of the role of public health. Social History of Medicine, 1988,1, no. 1 : 1-37; Leonard G. Wilson. The historical decline of tuberculosis in Europe and America: its causes and significance. Journal of the History of Medicine, 45, 1990: 366-396。

9.　Charles E. Rosenberg. Framing disease: illness, society, and history, in framing disease: studies in cultural history. ed. Charles E. Rosenberg and Janet Golden. New Brunswick, N.J.: Rutgers University Press, 1992, xiii-xxvi。

10.　Steven J. Peitzman. From dropsy to bright's disease to end-stage renal disease. Milbank Quarterly, 1989, 67, Suppl. 1: 16-32; Barbara Bates. Bargaining for life: a social history of tuberculosis, 1876-1938. Philadelphia: University of Pennsylvania Press, 1992。

11.　整个文件强调了处理社会以及个人"风险因素"的必要性，但它确实反映了在慢性病（和事故）的时代，改变个人行为是改变发病率和死亡率最直接和有效的策略。Healthy People 2000: National health promotion and disease prevention objectives. Washington, D.C.: U.S. Department of Health and Human Service, 1990。

12.　C. Stolow, director, New Jersey Lyme Disease Network. Letter to the editor, New York Times, June 6, 1992; Robert Aronowitz. Lyme disease: the social construction of a new disease and its social consequences. Milbank Quarterly,1991, 69: 79-112。

13.　Charles E. Rosenberg. Body and mind in nineteenth-century medicine: some clinical origins of the neurosis construct. Bulletin of the History of Medicine, 1989, 63: 185-97。

14.　Philadelphia Inquirer, December 30, 1991, E-1。

15.　也许在这些倡导者中最著名的是 Norman Cousins 和 Bernie Siegel，后者认为没有治不好的疾病，只有治不好的病人。见 Norman Cousins. Anatomy of an illness as perceived by the patient: reflections on healing and regeneration

.New York: Norton, 1979; Bernie S. Siegel. Love, medicine and miracles: lessons learned about self-healing from a surgeon's experience with exceptional patients. New York: Harper & Row, 1986。

16. Barbara B. Sigmund. "I didn't give myself cancer. op-ed. New York Times, December 30, 1989。

5 ▣

进步的病态：文明是一种风险

通常来说，很难确定一个人决定写某一篇文章的精确时刻。但是，我的这篇文章却很容易确定。我女儿上十年级的时候，她的历史老师布置过一篇文章。那篇文章好像最初是刊登在《发现》（*Discovery*）上，题目为《人类历史上最糟糕的错误》（The Worst Mistake in the History of Human Race）。文章提出，农业的兴起"在很多方面对人类来说是一个灾难，并且我们还未从这种灾难中恢复过来。"[1]作者收集了考古学及古生物病理学的证据来证明人类社会在过渡到稳定的农业生活的社会期间出现了营养不良、拥挤以及地方性疾病和流行病。与大多数人所认为的相反，相互联系的人类的文化史和生物学史并不是一个走向我们今天值得羡慕的健康状况的线性进步过程。

我们都听过这样的观点，特别是以下主张：20 世纪晚期大多数疾病的发病率反映了现代生活方式非常不适合人类的基因遗传，而人类的基因遗传是由无数个世纪的狩猎和采集方式塑造而成的。我曾将《快车道上的石器时代人类》（Stone Agers in the Fast Lane）一文用于教学，该文的题目就很好地概括了此主张。该文章的作者提道，旧石器时代晚期"也许是人类的共同基因库与生物环境发生相互作用的最后一个时期。"[2]所以，我们不可能期望在今天这个非常不同的环境中这个已经进化成适应狩猎和采集生活方式的身体会过得舒坦。此外，这些观点还认为这种逐渐产生的不对称性带来了慢性病，所以对慢性病的预防就必然反映出我们对机体在遗传上掌控生活方式的理解。

早在 20 世纪 90 年代，这些观点就已经广泛传播。《纽约客》（*New Yorker*）上的一篇文章阐述了这些观点的一个版本："在过去的三十年里，我们的身体与环境之间的自然关系——这个发展了几千年的关系，已经失去了平衡。"[3] 尽管这个观点看似很现代，但它让我立刻想起了我之前做的一个类似的研究，即关于 19 世纪的美国及所看到的城市工业社会对健康威胁的研究。我的博士论文是对 19 世纪中叶美国的霍乱进行研究。在开始认真研究时，我意识到，在当时人们认为城市生活本来就是有害的[4]。当时这种恐惧不仅在美国，而且在英国和欧洲大陆也很流行。1868年，《泰晤士报》（*The Times*）提道："文明的发展意味着城镇的扩张，城镇的扩张在今天则意味着对人类生活的可怕牺牲 …… 事实上，通过建立城镇，人类为巨大的疾病温床制造了原料，而这种效应只能通过大量的人为预防来抵消。"[5] 地方热、结核病以及婴儿死亡率的升高都是使城市每日处于危险的例证。霍乱看起来也只不过是这些可怕的慢性疾病的一个急性例证。

紧接着我的博士后研究课题是研究 19 世纪晚期的退行性疾病，这一研究让我想到另一个普遍性的忧虑，即对变化导向的文化忧虑。这体现在对神经衰弱和癔症的关注，而这两种疾病都是假定由城市工业社会的新事物引起或加剧的。纽约的神经学家 George M. Beard 普及了神经衰弱是一种临床实体的概念。事实上，他却认为这种疾病在美国发病率的上升体现了美国先进的文化和科技地位[6]。

一方面，这种持续强调文明导致疾病的观点虽然有些讽刺，但也只不过是陈词滥调。这是传统原始观念的一个变种，这种观念总是在追述那个人类尚未被财富和人工腐蚀的失去了的世界。所有这些伊甸园中浮士德式的交易版本和重复不过是换了流行病学的术语来解释。使用疾病发病率以及病因、病理理论进行文化批评并使之合理化，在过去和现在也同样常见。疾病通常被解释为不太理想的社会环境的指标和产物。

这些 19 世纪中叶和 20 世纪晚期关于令人骄傲的人类脑力工作成果带来风险的观点，无论在形式上还是在讽刺意义上都很相似，但它们也非常不同，是智识和人口学上极其不同的世界的产物。其中的差异和相似点都值得分析。在本章接下来的内容中，我将描述一些 19 世纪文化病理学关于风险的说法，追踪这些概念在 20 世纪的衍生和发展，并在最后具体列举一些使这些概念长期显得真实的元素。

正确生活的传统

不自然、疲惫的生活方式可导致疾病，这一观点在 19 世纪之前就有了。传统摄生法强调要保持健康及恢复健康，同时也批评奢侈和安逸的生活。城市商人及其妻子、放荡的贵族，以及学究式的牧师在身心方面都存在风险。这种生活方式的警戒不只是与原始的价值观以及通过苦修来提高灵性修养的做法相一致，还与同样古老的生理学观念相一致。这些环境导向的生理学观念是随着时间的流逝，人体与其周围的各个方面相互作用，从而决定了是健康或是生病。在 18 世纪末，这一理论成为了社会规范。人类从野蛮生活到定居的农村生活再到城市生活，这些变化带来的环境与人体对饮食、运动和稳定的情绪环境的需要越来越抵触。如果说健康的身体需要新鲜的空气、运动、睡眠和合适的饮食，它也决定于周围的作用于它的事件和刺激。人们认为，身体是处理情感的义务机器，新型或强烈的情感刺激可使该系统超负荷并导致身体和心灵的疾病。

无怪乎，一些担忧文明风险的医生和道德家开始关注神经疾病。如有名的临床医生和社会评论家 Thomas Trotter 发现，英国于 19 世纪的最初十年出现了神经疾病的流行。与大多数同时代的医生一样，Trotter 认为原始人从未患过这种疾病。他说："因而身体健壮而心智迟钝是未受教育野蛮人的固有特征。如果他享受得很少，那么，他的挂虑、疼痛以及疾病也会相应地较少。"早期的英国人过着较简单的生活，也就没有因为过度脑力工作以及对社会的不确定而产生的病态。当一个人离开了他"在森林边上的小茅草屋时，他必然会经历巨大的环境变化。他舍弃了自然一直赠予他的生活模式，而选择了一个新的环境，于是他就成了技术的产物。"[7] Trotter 相信大多数变化都是在较近期发生的。他用自己的临床经验与 17 世纪 Thomas Sydenham 的论点进行了比较。Sydenham 提出，发热占了人类疾病的 2/3。而 Trotter 的临床经验显示，在当时，神经疾病取代了发热而占据了支配地位[8]。随着英国愈加繁荣以及城市化的推进，人们因文明生活而更易导致情绪波动。

到了 19 世纪中期，人们普遍担忧这种非自然的、情绪激昂的生活对人类心智会产生威胁。就像著名的精神病学家 D. Hack Tuke 在 1857 年说的那样："智力是会思考的人类的工具，它们不断地被使用，而且经常遭受粗暴的对待，但更经常地会遭受不必要的折磨。它们的使用者经常没有意识到在制造一些结果时，他正在使用这些智力工具。"[10] 那么，文明人比游牧人群或农村人群更易于患上精神病，这一点还值得怀疑吗？

知识在带来祝福的同时也带来了不幸。伊甸园中的那棵树是"能使人有智慧的树"，它不仅是分别善的树，也是分别恶的树……文明以及与文明相伴的知识和教育创造了社会环境，并为紧张的智力竞赛提供了奖赏。这是以往的任何时代都无法比拟的，当然，野蛮民族对此一无所知。

这些智力竞赛必然会牵涉**风险**（*而没有采用语气更重的术语*），如果不加入风险就不可能有竞赛 [11]。

除了对智力的高度使用，精细的情感也将文明人和原始人区分开来。"还有什么能比未受教育的野蛮人和文明社会的成员之间的对照更鲜明的呢？" [12]

Tuke 和他同时代的人都清楚地认为受过教育的富人比城市工人更易受精神性压力的影响而患上精神性疾病。"上层人士"会接触更多的新奇的观念、经济的变化以及令人焦虑的宗教和政治选择。像 Benjamin Rush 在 19 世纪初说的那样："富人比穷人更容易发疯，因为他们接触到更多的稀奇、刺激性的因素。"[13] 健康和疾病的传统解释集中在摄生法以及生活方式方面，这意味着人们对卫生保健的这些看法通常是有阶级区别的。

这些观点只不过是一些传统理由和基本原理，用以支持在文化中普遍存在的呼声，呼吁重新考虑和调整现代生活方式，即我之前提到的对生活方式的警戒。争论转向了对过程的讨论，以及对身体和环境的持续关系的讨论。这种争论的假设是认为一个未受人类智力触及的环境是最自然的，因而也是生理压力最少的环境。大多数躯体疾病是由人类的认知能力加上自由意志发展出来的，不可能是在一个自然、健康、不受人类行动干扰的环境中产生的。18 世纪的道德卫生学者 George Cheyne 说："除了我们自由意志的错误和失败，一切事物按着它原本的样子都是最好的。" [14] 同样，公共卫生倡导者 Benjamin Richardson 在他的著作《现代生活疾病》（*Diseases of Modern Life*）中解释道，150 年后，只有当"显示它本来的样子，而且人类的自由意志以及任意妄为不再干涉自然"的时候，才能实现健康的"完美法则"。人工意味着偏离自然的设计，并因此带来风险，而非自然的手段就是带来风险的手段。因此，例如，19 世纪的一些禁酒倡导者很容易就会援引蒸馏酒精（是非自然的）和通过"自然"

发酵制造的无害酒精之间的差别来支持他们的观点。

在 19 世纪，整个西方社会一般都不会质疑社会变化与精神病之间的关联。人们普遍接受这个假设，直到 1953 年两名精神病流行病学学生对精神病院的收治率进行了定量历史研究。他们的研究阐明了当时普遍接受的观点和信念，即"关于在心理学上当代社会存在的负面作用的观点……'文明'和伴随文明的高度个性化、个人的不安全感和竞争性，以及令人筋疲力尽的生活节奏造成大量的精神病病人这一信念。"[16] 他们坦白说，事实上他们在得出结论时非常震惊 [他们使用的词是"害怕"（intimidated）]。结论显示 20 世纪精神病的发病率并没有升高，也没有出现城市高于农村的情况 [17]。

同样，很少有评论家会质疑以下观点，即城市人口的密度、糟糕的通风情况、不合理且掺杂次品的食物以及大量不卫生的工厂和仓库导致了发热、结核病和夏季腹泻。健康长寿的人们都住在农场和乡村，这看似不过是人们的直觉，却是被 19 世纪中期的死亡率统计学者确证的事实。这种对比是很引人注目的，也颇具有教育意义，并为环境改革创造了一个实际的蓝图和动机。

社会变化和感观超载

但是在 19 世纪下半叶，这些传统的观点以新的紧迫性和看似新颖的方式表现出来。这些观点被重新配置，用以突出日渐城市化、基于技术并以交流为导向的移动社会造成的特殊精神威胁。George Beard 假设的神经衰弱就是这些看法的典型。神经衰弱是一种变化多端的疾病，其特点为恐惧、焦虑、性功能障碍、隐痛及头痛。Beard 称之为"神经衰弱"。

Beard 声称他不是简单地复制那些传统的告诫来警戒奢侈的生活以及久坐不动的生活方式，而是确定了一个全新的临床图景。这一图景是由基于技术、快速变化的全新现代社会所产生的，并且是这个社会的象征。他认为，这个社会有五个特征给身体的有限神经能量加大了要求。这五个特征包括蒸汽动力、期刊、电报、女性教育以及科学[18]。许多评论家和临床医生描述了各种相似的焦虑诊断，以及对他们所看到的周围社会的判断，似乎人体不能处理这个新社会产生的所有的强刺激。

"现在是脑力活动的时代，" 1863 年美国著名的精神病学家 Issac Ray 说道，"现在用于维持日常工作需要的脑活动量可能超过了一个世纪前所有的活动量。"工业集中、播散并强化了这种精神需求。"当我们想一想完成一个图钉或螺丝的制造所需要的思考量时，就可以对工业中无数个创造和操作过程所需的脑力有一个大致的概念。"[19]无怪乎，在西方世界中精神病无情地蔓延。

交流的快速发展只是增添了更多需要处理的、不断变化的恒量输入。Max Nordau 在 19 世纪末提出："今天最下层的村民也要比一个世纪前的小国首相、甚至是二等国的首相在地理上的眼界更开阔，兴趣更多、更复杂……今天的厨师收发的邮件要比一个世纪前的大学教授还要多，而今天的小商人则要比其他时期的王子进行更多的旅行，并见过更多的国家。"[20]对大多数欧洲人来说，宗教改革和美洲大陆的发现带来的不是物质生活的改变，而是观念的改变。但是 Nordau 提道："相反，在我们的时代，蒸汽和电力已经把每个文明国家国民的生活习俗搞得混乱不堪……我们读到或书写的每一行字、见到的每一张面孔、进行的每一次对话、透过窗户看到的每一个场景，都让我们的感觉神经和大脑中心进行运转。"[21]无怪乎，他认为这些新奇的刺激增加了自杀和精神病的发生。如果说普通人都觉得适应这种强烈的要求有困难，那么对于那些遗传上存在弱点的人来说当然就更无法适应这个新世界带来的要求。对于文化史家和医学史家来说，Nordau 最有名的就是他对遗传退化理论的夸张抨击。他突出强调了体质性神经衰弱，不仅用来批评那些他所强烈反对的生活方式和艺术作品，还用来解释不同的个体对消耗人类情感的城市现实情况有不同的易感性 [22]。

尽管文明制造了疾病，必须要强调的是，这些维多利亚时代探索未知病理领域的研究者从未提倡过要扳回社会时钟的指针。例如，Beard 和 Nordau 都感到文明的进步必然会为这些难题提供答案。Nordau 认为城市会随着衰弱的神经系统而退化，这一说法可能在新时代里无法生存和复制。但 Beard 只是简单地假设随着技术的进步，会创造出更有活力的社会 [23]。Tuke 也认为尽管需要付出情绪的代价，也要平衡欧洲社会进步的积极方面。他在其文章的结尾引用了 Tennyson《洛克斯利大厅》(Locksley Hall)中经常被引用的几行诗：

> 远处的灯塔并非徒然照亮。让我们前进，前进。
> 让世界永远旋转在充满回响的变革轨道上。
> 在地球的阴影中我们走进年轻的日子：
> 欧洲五十年胜过中国一甲子 [24]。

当然，没有人质疑过文明的进步需要付出身体和情绪的代价。成本 - 收益计算这一概念充斥在这些传统观念中，即身体、心灵和社会相互之间的基本关系的观念。人类的热情需要控制，否则将给个人带来疾病，给社会带来道德混乱。事实上，文明意味着对恐惧、愤怒、嫉妒和欲望等情绪的管理。这些情绪是身体的一部分，通常与一个有序的文明社会的禁制不稳定地共存着。弗洛伊德的宿命论认为，内驱力和对文明行为的需求之间需要冲突的存在。这一理论非常有名，但从某些方面来说，他的观点只是重述并结合了很早之前的一些假设，即社会的共同需求和个人身体的内在需要之间存在着不可避免的冲突，而且这些冲突经常是具有致病性的。

快车道上的石器时代人类

到了 20 世纪末，许多相同的主题和担忧经过重新包装后以完全不同的形式出现。最大的担忧是慢性病，而不是神经症或癔症。人们越来越多地将普遍地采用进化的、全球性的生态事实来解释慢性病，而不是将城市看作致病环境。如果说 1850 年的人体是一个随时可能出现不平衡的处理机器的话，那么 20 世纪晚期的人体可以说是进化的产物，是由漫长的时间所塑造的有机体，因而对快速变化的环境适应能力相对有限。

自 20 世纪初以来，我们不断地完善着进化历程的形象。进步时代（译者注：进步时代特指 1880—1920 年，在这一时期人们寻求政治、经济、文化和道德上的改革）的外科医生兼理论生理学家 George Crile 于 1915 年发表了耸人听闻的观点，他认为脑细胞已经存在几百万年了，"其变化可能比地壳还小"；它们"属于完全的过去"。[25] Crile 将人体与管风琴相比较——"人体的键盘由不同的受体组成，环境在上面弹奏着生命的乐曲；而我们进化的历史用象征性的语言书写在我们体内。"[26]19 世纪时，他假设认为有一个快速的生物学差异加速的过程，将人类和其他哺乳动物逐渐区分开来：

> 与漫长的有机界进化时间相比，人类从树上栖居下到地面上并逐渐

成为支配这个物理世界的新角色只不过是一瞬间的事。而现在，尽管人类坐在桌前控制着复杂的现代化机器，在面临商业灾难时，他的恐惧和他的祖先在为生存而战的身体中所表现出来的恐惧是一样的。这不是理智的恐惧，也不是冷静的恐惧，而是他所有的器官都在恐惧。这些器官受到了刺激和抑制，就像一次使用牙和爪子的身体战斗，而不是一次为了信用、地位或荣誉的战斗[27]。

　　这种观点认为，在过去，人体为了对周围的环境有所反应而创建了一种反应机制。这种观点提供了全新的推测框架来理解"现代文明是风险因素"这一概念。例如，20 世纪中期，由 Hans Selye 提出的一般适应综合征的概念广泛流行。这一概念是建立在类似不确定的复合体上。这一复合体是由内在生理机制和不可避免的环境限制所组成的。就像他说的："生命主要是适应我们存在的环境的过程……健康和幸福的秘诀在于成功地适应这个地球上不断变化的环境，而在这个适应过程中对失败的惩罚就是疾病和不幸。"1953 年，他曾强调说，大多数慢性病可以认为是适应失败的后果[28]。

　　20 世纪末的批评家经常指出从旧石器时代进化到 20 世纪末因人体保持不变而出现的结构性不对称。尽管医学必胜主义者认为，如同当前熟悉的观点解释的那样，我们只是将传染病变换成了慢性病。例如，英国社会医学的倡导者 Thomas McKeown 展开了论证以强调还原论者的以急症取向的医学的局限性。尽管他最有名的是对环境因素的强调，特别是对饮食的强调，但从逻辑上，他的观点是从控制前景入手。这种控制前景是由我们对健康政策选择的遗传能力所赋予的。例如，在他的《人类疾病的起源》（*Origins of Human Disease*）中，McKeown 反复提及并详细描述了他所命名的富裕病和贫穷病之间的根本差别，其基本原理是以"人类群体的基因稳定性"为基础[29]。像许多其他急症治疗和程序导向医学的批评家一样，McKeown 既是一名流行病学家和政策制定者，也是一名历史学家。他认为，在 19 世纪以前，健康的决定因素变化甚微：

> 人类发展中的巨大环境变化是从游牧生活过渡到农业生活，再过渡到工业生活……工业化、农业的进步以及对疾病起源和机制有关知识的增加解决了很多与贫穷相关的问题。但是由于工业化提供了超出需求的过多资源，随之也带来了富裕相关的疾病效应（ill-effect）……因此，对普通疾病的解决方法不会自然产生，就像在人类进化过程中通过消除有害基因来消除疾病一样，因而理解并尽量控制疾病的环境决定因素就愈加重要[30]。

无须奇怪，自 19 世纪中期以来，社会医学倡导者发现下述观点是一致的：与物质进步相关的健康风险因素一次又一次地被用于论证环境改革。

19 世纪中后期讨论的与文明相关的风险因素与我们现在讨论的另一个区别在于早期的医学是实体变化施加者。与今天的重要地位相比，早期医学是相对边缘化的角色。看起来我们是战胜了传染性疾病，这一胜利也使人们普遍认为医学是以慢性病为中心的临床环境的创造者和继承者[31]。实验室也提供了多种治疗方法，如胰岛素和透析，帮助改变了慢性病的发病率和分布。在这个意义上，可以认为，20 世纪后期的糖尿病和透析后的慢性肾病是临床进步的病态表现。此外，医学发明并应用了抗生素，但之后医生过量地开具抗生素，导致病原体抗药菌株的出现。这样，在理解文化、环境和疾病发病率之间的关系时有助于突出需要整合进化的微观和宏观水平。

如前所述，人们对进步造成的病态结果的忧虑已发生转变，19 世纪时普遍关注的是城市的情况，而现在已经转移到一个从更具有拓展性的全球视角来看待这个问题。在这个视角下，已经越来越普遍使采用生态学综合分析方法。举个例子，我之前已经提及人体出现抗药细菌的问题。我再补充一点，就是在美国高度工业化的农业中对抗生素使用上的不加选择与细菌的耐药选择存在相关性。对于这些行为的担忧绝不仅局限于天然食品爱好者或是学者。因此，例如，与泡过抗生素、在养鸡房长大的鸡相比，越来越多的美国人愿意花钱购买放养的、无药的鸡。对某些人来说，新型病毒性疾病的出现，以及在破坏热带雨林和重塑传统经济和生活方式的过程中出现的各种社会病态都是相同的自然现象。即使艾滋病和各种新型疾病不断地让人重复这些看法，这些几乎都不是新的观点。就像半个世纪前 Macfarlane Burnet 在《传染性疾病自然史》(*Natural History of Infectious Disease* ）中所说的那样：“人类生活在一个因为他的活动而不断改变的环境中，他的疾病很少能取得平衡。”[32] 作为环境的操纵者，人类从未能与宇宙中潜在的病原体建立一个稳定的生态关系。与19 世纪的模型一样，这些解释模型强调了文化变化和生物学变化的联系。这使流行病学家除了是研究死亡率和发病率的学者之外，还成为了义务的社会历史学家和后备道德家。

而且事实上，疾病发病率似乎是与环境和生活方式因素相关的：各种被广泛引用的研究表明，随着人们从不发达的经济社会进入工业社会，特定地区的癌症发病率有了显著的变化，并行的研究还强调高血压的发病率有类似的模式[33]。这个观点看上去足够鲜明，并突出了“快车道上的石器时代人类”这个比喻的教导性和说明性。这是一个强有力的、具有共鸣性的政治性比喻。文明，以全球资本主义的形式，已经成为了一种普遍存在的诱惑力。在制造运动鞋、牛仔服以及廉价的电子消耗品的同时，它也可能制造艾滋病。不管你是否接受这种解释，我们所有人都必须思考这种广泛传播的多维模型，以及其隐含的道德和政治内容（尽管有它的流行病学形式）。十年前一个老年医学家给《纽约时报》(*New York Times*) 写信说："我们已经知道现代生活的一些积极方面是具有致癌性的。20 世纪末我们充满乐趣且放纵的生活是具有负面作用的，因而我们不应反射性地指责污染物是造成疾病的原因。"[34] 类似的，近来一部流行的疾病史在谈及它的主题时，是这样解释的："人类进步滋生疾病，而且历来如此。"该书"试图清楚地阐明人类在地球上存在的短暂时期里如何帮助制造瘟疫，在毫不知情的情况下他们制造了滋生疾病的环境，并不时地，并且几乎是强制性地改善这些环境而使得这些疾病得以繁盛。"[35]

就像摘录的这些道德性回声所显示的，对物质变化和疾病发病率的关系的思考代表了我们对社会的重要方面感到沮丧，我们也使这种沮丧合理化——用 Meta 流行病学中的价值中立的正式术语来体现自己的文化担忧。这些作者都清楚地表达了一种批判。像"乐趣和放纵"的"负面作用"或者"几乎是强制性地"，这些语言都清楚地表达了作者情绪的潜台词。毫不奇怪，在 20 世纪晚期，由于进步带来的病态结果往往是相对立的——总体上倾向于对医学和社会持批评态度。

结论：持续意义

为何这些修辞策略如此有力？为何人类奋斗的故事总是如此模糊不清？你可能会说，这只不过是对现实的反思。而且，在某些案例中，疾病的确看起来是社会进步和经济增长的后果。19 世纪中叶伦敦和伯明翰的死亡率无疑比农村地区要高。而且事实上，根据 20 世纪晚期的数据，地区特异性癌症的发病率也随着人群的移动而变化。另一方面，我们现在不是很确定精神性疾病和神经症是否是由城市压力造成的不可避免的后果。但是，我试图用自己的话来描述，更重要的可能是，这些讨论周围的社会意义的阴影显示了在更广泛的文化需要和文化理解之间存在的强大关联。

在结束时，我想总结一下这篇文章及文章主题的一些特点以证实其具有文化的韧性。第一，本文叙述了人类蛮勇、进步和惩罚的故事。像任何一个说教比喻一样，本文遵循了一个配置动力和结果的轨迹。事件、意义和解释之间的相互联系就像这个故事展开的那样。这是一种特定的叙述方式，此外，它更是一个道德比喻，突出了人类进步以及我们对物质领域的终极统治权力的模糊本质。

第二，对进步与病态的叙述具有整体性和综合性。就像我提及的，本文假设社会制度是生物系统不可避免的一个要素，反之亦然，而且本文突出了思想和身体、生物学结果和道德结果之间相互作用的多样性。因为大脑的想象以及想要改变自然的意愿创造了文化产物，但这种文化产物对容纳思想并滋养思想的身体却不是很友好。此外，本文是一个将身体、环境与历史相联系的故事。

第三，在形式上，本文从论点到设计都关注生物学给定的固有正当性与文化建构中任意性结构性对立。正是这种任意性创造了产生疾病的空间。在几个世纪以前，学者和神学家都习惯于利用生物的结构和功能来证明神圣造物主的创造。正如我们所知的，在过去一个世纪，我们越来越合理地认为基于身体结构和功能的行为标准是由进化而来的，而不是上帝创造的。而且，医学语言和医学地位也在对文化标准的阐述、讨论以及批判中扮演了一个中心角色。

第四，对进步与病态的叙述结合应用了比较修辞学，比较了"是"

（is）和"应该"（ought）。病理学修辞学家启发性地一再提及死亡率和发病率的比较：例如，19世纪中叶城市和农村死亡率的比较，以及20世纪晚期地区特异性癌症发病率的比较。通常是假设较低的比率更接近于身体的自然比率，如在以色列的也门妇女的乳腺癌发病率剧增，因此，突出了人类活动在制造自然和人工之间的差距以及"是"和"应该"之间的差距中所发挥的作用。这种对比既制造了动机，也暗示了政策。人类力量能够创造，也能重塑。因此，疾病发病率成为了社会改革的争论，以及对致病社会的控诉。无怪乎这些论点都受到一代代公共卫生积极分子的拥护。

本文不断强调"适宜"，即身体和环境的相互作用，这是同样具有说服力和持续性的。"适应"是用来描述这种相互作用和作用成功的结果，"压力/应激"是用来描述"适宜"度差。20世纪流行的术语，如"稳态"和"压力/应激"，在某种程度上反映了这些传统假设的文化活力的方式。通过这种方式，一个确定健康的内在平衡要求与合适的外界环境进行稳定、持续的相互作用。这是一种思考方式，认为疾病和健康阻碍了人类的收集能力以提供合适的环境，并保证构成了健康的动态平衡。

最后，可以将这些论述应用于不同的语境和社会动机上。本文的灵活性使其有助于分析家和倡导者去劝解说服。事实上，你可能认为其特点是无形式创造性的。正如我们所看到的，尽管本文采用了还原论医学的工具和概念（就像疾病说明了其本身），对文明和疾病关系的思考可以用于对抗主流还原论医学以及市场关系，以此建立一个整体的反还原论证。它可以关注阶级的不平等性，或是可以论证这种不公平是区分生物学天赋的后果；或者可以将所有人放在一个具有更大意义和行动的框架中，用来驳斥阶级差异的问题。它可以关注意志和动力在特定环境中为避免危险而发挥的潜在作用，或者可以用来确切地强调在结构性变化背景中个人的无力，也可以用来责备或是开脱受害者。它可以采用急迫的语气、使改革合法化的警戒语气，或者像弗洛伊德那样，使用悲剧式的讽刺语气。虽然这个比喻已经被不断地陈述，但依然还有巨大的空间来追问人类的抱负和物质的局限性。

注释

1. Jared Diamond. The worst mistake in the history of the human race. *Discovery* 8, May 1987: 64-66，引语见 64 页。"Diamond 的 Guns, Germs and Steel: the fates of human societies"（NewYork, Norton, 1997）更综合详尽地阐述了他的生态学决定论观点。该书于 1997 年获得普利策非小说作品奖。

2. S. Boyd Eaton, Melvin Conner, Marjorie Shostak. Stone agers in the fast lane: chronic degenerative diseases in evolutionary perspective. American Journal of Medicine 84, 1988: 739-49，引语见 740 页。另外，非专业人士可参考 S. Boyd Eaton. Marjorie Shostak, Melvin Conner. The paleolithic prescription: a program of diet and exercise and a design for living. New York: Harper & Row, 1988。在政策语境下使用人种学和古生物病理学的例子见 Mark Nathan Cohen. Health and the rise of civilization. New Haven, Conn: Yale University Press, 1989.

3. Malcolm Gladwell. Annals of medicine: the Pima paradox. New Yorker, February 2, 1998, 56。

4. 该论文已出版成书：Charles E. Rosenberg. The cholera years: The United States in 1832, 1849, and 1866. Chicago: University of Chicago Press, 1962。

5. Times (London), October 8, 1868；被引用于 John Woodward. Medicine and the city.//Urban disease and mortality in nineteenth-century England, ed. Robert Woods and John Woodward. New York: St Martin's Press, 1984, 65。

6. Charles E. Rosenberg. The place of George M. Beard in nineteenth century psychiatry. Bulletin of the History of Medicine 1962, 36: 245-59; see esp. 254, 257。

7. Thomas Trotter. A view of the nervous temperament, being a practical inquiry into the increasing prevalence, prevention, and treatment of those diseases commonly called nervous, bilious, stomach & liver complaints; indigestion; Low Spirits, Gout &c. Troy, N. Y.: Wright, Goodenow, & Stockwell, 1808, 23。

8. Trotter. Nervous system temperament, xii-xiii。在 Trotter 的描述中，他揭示大

城市的居民就是"一种社会的医学分析"(viii)。

9.　George Rosen. Social stress and mental disease from the eighteenth century to the present: some origins of social psychiatry. Milbank Memorial Fund Quarterty. 1959, 37: 5-32; Mark D. Altschule. The concept of civilization as social evil in the writings of mid-nineteenth-century psychiatrists. 第 7 章，见：Roots of modern psychiatry: essays in the history of psychiatry. New York: Gune &Stratton, 1957, 119-39.

10.　Daniel H. Tuke. Does civilization favour the generation of mental disease? Journal of Mental Science 1858, 4: 94-110, 引语见 94 页。

11.　Tuke. Does civilization favour the generation of mental disease. 95。Tuke 所使用的 "风险" 一词在他那个时代有些不典型，但是他援引 "伊甸园" 故事确实体现了该故事的道德意识，并精确地显示出共鸣性。

12.　Tuke. Does civilization favour the generation of mental disease. 97。

13.　Benjamin Rush. Medical inquiries and observations upon the diseases of the mind Philadelphia: Kimber & Richardson, 1812, 62。Rush 认为，当精神疾病发生在 "穷人" 身上的时候，通常是由 "物质" 因素造成的，而不是道德或情感因素造成的。

14.　George Cheyne. An essay of health and long life. London: Strahan & Leake, 1724, xv。人类的道德和智识特征，用另一位道德哲学家的话来说就是，"当他们打开享受的源泉，其享受远超过低等动物所拥有的，却招致了一串道德疾病以及随之而来的身体疾病。这些疾病频频使生活充满悲伤，以至于让人怀疑这究竟是仁慈的礼物还是愤怒的降临。"引自：William Sweetser. Mental hygiene, or an examination of the intellect and passions, designed to illustrate their influence on health and the duration of life. New York: J. & H. G. Langley, 1843, 21。

15.　Benjamin Ward Richardson. Disease of modern Life. New York: Appleton, 1876. 3。Richardson 认为，死亡是自然的，是为身体设计的；但是疾病却是非自然的，是 "社会敌对" 自然的结果。Richardson 争论说："如果自然赋予我们的自由意志符合自然的设计，只要我们能接受并享受自然的馈赠，那自然将赐予我们财富、美貌和宇宙的奇迹作为我们的一部分。"(5; cf. 43)

16.　Herbert Goldhamer, Andrew Marshall. Psychosis and civilization: two studies in the frequency of mental disease. Glencoe, III.: Free Press, 1953, 21。

17.　Goldhamer and Marshall. Psychosis and Civilization, 73。现有大量的文献争论并试图证明社会混乱和精神疾病的产生之间的联系。可能最有名的就是：Emile Durkheim. Suicide: a study in sociology. trans, J. A. Spaulding, G. Simpson, 1897. London: Routledge & Kegan Paul, 1952。但是从某种意义上讲这不过是具有代表性。要看更多 20 世纪中期的例子，可参见 Robert E. L. Faris, H. Warren Dunham. Mental disorders in urban areas: an ecological study of Schizophrenia and other psychoses. New York: Hafner, 1960; orig. pub. University of Chicago Press, 1939; Interrelations between the social environment and psychiatric disorders: papers presented at the 1952 annual conference of the milbank memorial fund. New York: Milbank Memorial Fund, 1953。

18. George M. Beard. American nervousness: its causes and consequences. New York: Putnam, 1881, 96。当提及如古典希腊罗马时期时，Beard 将现代文明（由这些特征所标记）与较普遍使用的 "文明" 一词相区别。

19. Isaac Ray. Mental hygiene. Boston: Ticknor and Fields, 1863, 224-25。"在原始时代，成功的雇佣只要求具有人类与野兽共有的敏锐感觉和能力，当时大脑就很少因为过度使用脑力而产生疾病。"

20. Max Nordau. Degeneration, trans. From the 2d German ed. New York: Appleton, 1895, 37。

21. Nordau, Degeneration, 39。

22. Nordau 也因他在犹太复国主义运动中的角色而闻名。他的观点和影响见 Hand-Peter Soder. Disease and health as contexts of fin-de-Siecle modernity: Max Nordau's theory of degeneration. Ph. D. diss., Cornell University, 1991; 在欧洲语境下使用退化观点见：Daniel Pick. Faces of degeneration: a European disorder, c. 1848-c. 1918. Cambridge: Cambridge University Press, 1989。另见：J. Edward Chamberlin, Sander L. Gilman, eds. Degeneration: the dark side of progress. New York: Columbia University Press, 1985. esp. chap. 3: Robert A. Nye, "Sociology and degeneration: the Irony of progress," 49-71。

23. Rosenberg, "Beard," 257, n. 6. 退化的将会死亡，Nordau 认为，绝大多数健康的 "将会迅速并且顺利地适应人类新发明创造的环境 …… 因此，20 世纪末可能会见证这样一代人，对于这些人来说，每天阅读十二平方码的报纸、不断地接听电话、同步思考世界五大洲以及在火车厢或飞行器中度过一半的时间不再是有害的 (Nordau, Degeneration, 541, n. 22)。

24. Tuke, "Civilization," 110, n. II。

25. George W. Crile. The origin and nature of the emotions: miscellaneous papers, ed. Amy F. Rowland. Philadelphia: Saunders, 1915, 54。"正、负面的证据都使我们不得不相信情绪是原始本能的反应，代表了祖传行为。而且情绪使用了复杂

的运动机制，这种机制是由进化力推动发展而来，因为它最好地适应于个人与环境的斗争或适应于个人的生殖。"(75)

26. Crile, Origin and nature of the emotions, 34。

27. Crile, Origin and nature of the emotions, 61-62. "不论造成急性恐惧的原因是道德性的，财政性的，社会性的，还是怯场，" Crile 说道，"心脏都会剧烈地跳动，呼吸加速，流汗增加，会出现脸色苍白、颤抖、消化不良、口干等。这些都是伴随自我防御或逃跑机制的身体反应现象。" (62) Crile 的观点与更为人知的 Cannon 的阐释相一致：Walter B. Cannon. Bodily changes in pain, hunger, fear and rage: an account into the function of emotional excitement, New York: Appleton, 1915。

28. Hans Selye. The stress of life. New York: MacGraw-Hill, 1956, viii-viii. "例如，我们开始看到许多常见病主要是由于我们在适应压力的过程所犯的错误造成的，而不是由细菌、毒物或其他外源物质造成的。从这个意义上讲，许多神经、情绪障碍、高血压、胃、十二指肠溃疡，部分类型的风湿，过敏，心血管疾病以及肾病似乎基本上都是适应病。" (viii) 也见第 204-205 页和 276-277 页。

29. Thomas McKeown. The origins of human disease. Oxford: Basil Blackwell, 1988, 141。

30. Thomas McKeown. The role of medicine: dream, mirage, or nemesis? Princeton, N. J.: Princeton University Press, 1979, 80。

31. 我认为，最近对艾滋病和"新兴疾病"的经验只是使这一概况得到了修饰，而不是无效化。

32. F. Macfarlane Burnet. Natural history of infectious disease, 2d ed. Cambridge: Cambridge University Press, 1953, 24。Burnet 设想传染病是"人类和他的寄生生物之间的一场冲突。在恒定的环境中，这场冲突将带来一个实际平衡，一个顶点状态。在这个状态中，两种生物将永远生存下去。"(24)

33. 该领域研究的综合见：Edwin J. Greenlee. Biomedicine and ideology: a social history of the conceptualization and treatment of essential hypertension in the United States. Ph. D. dissertation, Temple University, 1989。

34. Steven N. Austad. Letter to the editor. New York Times, October 3, 1977。

35. Kenneth d. Kiple. Plague, Pox, and pestilence. New York: Barnes & Noble, 1997, 6。

6 回

新的附魅：遗传学、医学与社会

　　若干年前，我曾与一位颇有影响力的医学界领袖有过一番交谈。他对于扩充卫生系统、扩大医生和医院的队伍可谓雄心勃勃，并且热衷于向基因治疗研究项目投入大量资源。当我问他这样做的风险时，他的回答完全是一番策略逻辑。他解释说，只有像基因治疗这种基础研究才能彻底地解决慢性病持续激增的经济成本和人力成本。他认为即使最精确的市场战略顶多也是在花钱买时间，20世纪衍生的半吊子技术只不过加剧了空前上涨的成本。比如说，糖尿病可以被控制，但无法被治愈。尽管已经诞生了能够监控和治疗单个病人空前复杂的技术，但糖尿病病人的数量却仍在随着胰岛素的引入而稳步增长[1]。同样，肾病晚期病人通过透析可以延长寿命，但要付出高昂的经济成本，通常还有感情成本。另一方面，这位医学界领袖声称获知健康和疾病的遗传基础将带来医学实践的革命。基因治疗能够为治疗糖尿病等慢性病提供明确而不是模糊的解决办法。今天，我们会发现一种乐观的观点同样也在为干细胞研究申辩，它承诺能够治愈而不仅仅是控制使人羸弱不堪的慢性病。

　　在当时的我看来，这种愿望如果不是乌托邦式的图景，似乎也是一幅过于乐观的愿景。这只是一个试图彻底消灭疾病的幻想，一个允诺解决数代以来医学两极对立的幻想：技艺与科学、心灵与身体、个人特性与一般模式、还原论与整体论。人们拥有足够的科学，将不再需要医术，个人特性可以在分子水平上得到清楚的控制。临床医生传统的主观判断将被科学的理解、预测和管理所取代。即使无法消除病痛的随机化，也可将其降到最低限度。

　　未来的蓝图中将有经济、行政和人道方面的回馈。医生在做出决定和判断决定时，不再需要拘泥于数据和建制（如以管理指南和疾病的标准过程。disease protocol 指教科书上标准的疾病进程，比如潜伏期、发展、预后、症状、体征等方面——译者注）的约束。假以时日，充分的基础科学知识将能够左右临床决策的各个方面。所有的疾病将在分子水平上得到理解。怀疑论者调侃说将来每个人都会有一个基因条形码来指导治疗决策[3]。这场文化技术的幻想中所蕴含的一个结论是：疼痛甚至是死亡将被消除，情绪和行为将被还原为神经化学和神经解剖学机制的作用。

　　不管我们将这样的愿望视为乌托邦还是敌托邦，它的文化渗透性都是不可否认的。不论是受过高等教育的男人还是女人，不论是新闻记者，还是精明的投机资本家和企业决策者都迷上了当今遗传医学的承诺，这也是一个终将不再完美的身躯所怀有的治愈之梦。我们生活在这样一个时刻，所谓的科学理性主义集体狂欢，是一种新的对自然的着迷。正当我们为身体的不透明而备感挫败时，忽然发现身体内潜藏着一套可以被破译的密码，这可能是开启生命最深层秘密的锁钥——借由它可以最终抵达科学的彼岸。这一愿景恰好契合了当今这个充斥着慢性病和老龄化的世界，于是有着非凡的魅力。

　　医学进步是备受期待而又不可避免的，然而基础科学发现所带来的成果仍然不尽如人意。若以发病率和死亡率来讲，最严重的慢性病当属心血管疾病、肾病和癌症，单纯用机械论是远远不能对它们做出解释的。在对行为决定性研究方面，当今基因学的工具和概念在对情感痛苦和社会定义的偏差做出解释和回应时同样也是不足的。

　　不过，有几点似乎是明显的。第一点，在分子水平上的进一步研究和探索将是复杂、晦涩和不可预知的。第二点，完成分子水平上的解释将带来新的社会和建制化问题，或者加剧固有的问题，甚至可能创造出新问题。我们强调技术改变对政策的不断挑战和通常无法预知的后果只不过是陈词滥调。当然，我们已经意识到了由技术创新所带来或重新带来的社会、经济和道德的困境。比如，美国国会正式为基因组的立法补充了一条预算限制，摆出了一副架势要指导基因组研究的伦理、立法和社会后果的研究[3]。致力于研究这类问题的专家学者数以百计，有着雄厚的资金基础的政策、伦理和技术方面的会议和专家顾问小组如雨后春笋般蓬勃发展起来。尽管如此，不过综合来看，虽然对新型生物技术所引发的困境给予了广泛的关注，但与实验室志在必得的承诺相比，似乎还是很少的。

　　不过，对于特殊病理学机制的了解并不能简单、直接地用于临床和社会实践。单纯的技术本身并不能决定临床结局[4]。每一种遗传病都有一部社会史和一套生物学机制。我只需要比较两种疾病的历史就可以得到这一结论：镰状细胞贫血和 Tay-Sachs 病。20 世纪的镰状细胞贫血正好说明了社会、技术和生物学相互作用和彼此构成的本质。显微镜和电泳观察镰状细胞、人权运动、政府的游说、对待种族的态度、疼痛控制和药物滥用复杂地集合在一起，构成了疾病的社会史（因此也是个体病人的体验）[5]。在过去的 20 年间，Tay-Sachs 病的命运证明了相关变量的不同架构，而不是强调生物、技术和社会变量之间相同的相互依存模式。对于 Tay-Sachs 病，正统阿什肯纳兹犹太人的建制和实践在技术进步的背景中起着重要的作用，为进行携带者筛查以及进一步的社区批准的遗传咨询创造了可能性。这两种疾病在进入 20 世纪之前都曾有一段比较长的历史，涉及了病因和文化因素的长期作用：对于镰状细胞贫血而言，是一部遴选疟疾抵抗力的宏观历史；而对于 Tay-Sachs 病和其他某些"犹太病"来说，则属于一个排外和近亲繁殖社区的社会史[6]。

　　遗传病不仅在生物学、社会分布和透明性上有所不同，而且和其他任何一种疾病一样，它们是向个人以及科学家、临床医生和社会决策者发出的挑战。从上一代人对基因咨询的讨论可以看出，医生与病人之间的沟通、研究者与咨询师之间的交流，都不是那么容易的。从统计学数据中得出的结论需要个人的解释和特殊的理解。概率并不能支配我们的决策。某个因素对于某个人和他／她的家人来说似乎是致命的风险，但可能会被别人忽视或者躲避。有些人非常焦灼地想要预见自己的命运，而其他人则可能更喜欢闷着头来过。筛查出亨廷顿病或乳腺癌基因的概率并不一定会左右社会和个人的决定——即使它为做出决定创造了条件。做胎儿筛检时发现不详的指征可能会使某些家庭和个人想要流掉这个孩子，并且不论他们再三思考的结果如何，这毕竟还是为他人带来了道德和情感上的危机。

历史的镜子与被遗忘的历史

　　在过去的 20 年间，历史学家很少关注 20 世纪之前的生物学和医学是如何看待"遗传病"的。对于当时的医生来说，早期有关体质和易感性的理论与基因以及健康、疾病和行为有关的"有效"知识的发展轨道基本上是无关的。

　　在知识进步的传统历史记录中并没为以前临床医生的观察留下一席之地。在孟德尔理论对血友病、多指（趾）和色盲等疾病状况做出解释之前，有关它们的描述只不过是异常和好奇的有趣组合。从这一角度来讲，20世纪以前遗传的临床重要性与所知的遗传主流理解基本上无关。在主流叙述中，遗传学主要是医学遗传学，开始成为创新巨擘及其成果的万神殿：Gregor Mendel 和 August Weismann；TH. Morgan 在哥伦比亚的"蝇群"及其对"孟德尔遗传学机制"的研究；AB. Garrod 和 Linus Pauling 提出的分子疾病的概念；R A. Fisher 和 Sewall Wright 的群体遗传学——并且逐渐揭开了后来所谓的 DNA 时代。这是一部不断深入发展的历史，从有机体到细胞，从细胞内机制到分子机制，并最终走向特定临床综合征与机制的结合。在正统的历史叙事中，由于错误的希望和优生学目标的误导以及纳粹主义残忍的狂热，人们对人类遗传学"合理、科学"的理解走向了弯路[7]。尽管如此，在 20 世纪 60 年代之前，我们仍然可以洞悉一个轮廓可辨、只不过尚显稚嫩的医学遗传学领域。20 世纪 50 年代中期到 70 年代是当代临床遗传学的建立和发展阶段。事实上，人类遗传病的近代史主要关注的正是这一阶段[8]。回过头来看，细胞学家和分子生物学家才是有效理解人类遗传学及其遗传病理学的真正鼻祖，而不是执业临床医生。

这是一个有关知识成就的故事，尽管井然有序，但不够准确。不过这并不是唯一版本。在过去的 2000 年中，直到第一次世界大战之前，这段历史在很大程度上与日复一日的医学实践是无关的[9]。并且，从过去和现在理解遗传学的角度来说，最为重要的陈述是将医学的临床责任——执业医生与病人的相互作用进行狭隘的唯智论理解和去语境化。在这一部历史上并没有所谓的病床和诊疗室。

一部被遗忘的历史

早在古希腊和罗马时代，医生已经试图将遗传的观点融合到他们对健康和疾病的解释以及养生和治疗理论中（在很多时代，事实上这两者很容易被区分）。体质和易感性都已经成为医生做出解释和开处方时一种重要的概念工具[10]。医生需要为病人所患的疾病进行解释并提出假设性的病因。因而，遗传理论成为 19 世纪和 20 世纪初每一位开业医生必备的武器之一，它有助于解释传染病的不同感染性以及慢性病通常无法预知的病程。作为一种对个人独特性反应的解释，它有助于为养生和治疗提供理论基础。比如说，为什么对同样的药物每个人的反应不同？对于同一种疾病的临床病程，为什么男性和女性病人的临床病程会出现这么大的不同？在上述任何一种情况下，对于医生的治疗实践和预后准确性上出现尴尬的不一致，体质的特异性都是很好的解释。

尽管 19 世纪此类有关遗传病的专著相对较少，无论是在医学还是非医学文献中，体质都是无所不在的。中世纪一位医学权威在总结传统的观点时，认为"外形、智力、习惯和疾病倾向等特性是通过遗传而传播"，这样的观点"对于那些最有资格批评的人来说，也已经不再是受质疑的对象"[11]。智力、气质、个性部分体现在原始的体质禀赋和疾病的易感性上。对于 21 世纪的读者来说，一开始他们对这些假设的理论基础完全是陌生的，当时很多流行的遗传理论与其说是科学，似乎更像是迷信。当时人们普遍相信所谓的"母性印记"，认为妊娠期间受到的刺激会终生"标记"在胎儿身上，并且以某种方式反映出刺激的特征。按照这样的逻辑，如果母亲在怀孕期间受到蛇的惊吓，她生出来的孩子可能会有蛇形的胎记。

即使学识最为渊博的医学评论者也没有并且也不能彻底地区分遗传和环境的影响。如同气质和个体独特性一样，疾病的易感性是从受孕开始到妊娠、哺育和幼儿阶段不断修正、累积的结果。由于与环境之间不断的相互作用，身体是不稳定的，并且容易发生改变。即使成人的身体也不是完全固定的，并且这些变化的累积会决定父亲或母亲在受孕时对新生命的影响。遗传是一个过程，而不是由分散的机制所限制的瞬间，这一过程的结果具有偶然性，但不具有随机性。

传统意义上，疾病可被分为三类。急性传染性疾病，比如天花和流行性感冒，一般不被认为是遗传病。19 世纪初，在临床疾病谱的另一端，医生已经识别出多种貌似分离而且绝对的遗传"病"，如色盲，但这些并没有引起多大反响。没有人曾质疑疾病和畸形可能是遗传性的，所以遗传被认为是非典型的概念，并且不常见，因此，它们在临床上处于边缘地位，由于过于罕见和无法治愈而难以作为一般医生思考日常任务的概念基础。

因此，18 世纪末和 19 世纪对遗传的态度在不同程度上反映了第三种疾病类型的存在，即慢性并且似乎是体质性的疾病：癌症、痛风、精神病、结核病和水肿[12]。慢性病是开业医生关注遗传的核心所在。这些无所不在的疾病以一种实在的方式承袭了我试图勾勒的对遗传的看法：它们似乎是遗传性的，并不绝对，但作为一种走向或有组织的趋势反映了体质虚弱可能的模式。在 18 世纪末，这种慢性病通常被认为确实存在着遗传成分，重点在于遗传病是多种因素集合的结果。某人遗传了某种神经体质或结核病体质，但并不是说他一定会患上疯癫症或结核病。事实上，在一个人的生命中，某些因素决定了他是否会得病，因此，如果父亲患有痛风，医生可能会提醒他的儿子要少喝红酒、少吃牛肉，或者他会解释说生命危机的压力会导致先天性带有神经虚弱的人发生癫狂——不同体质的人可能会有相同的经历，比如，失去爱人或者面临经济灾难时，经过一段时间的痛苦和哀悼，然后恢复情绪稳定。一位富有经验的临床医生总是会将特殊的身体或精神疾病与个体特定的体质禀赋、社会环境以及特殊的个人经历联系在一起。慢性病总是会通过谨慎的生命选择而得到解释甚至规避[13]。

　　单纯根据 19 世纪末 20 世纪初有关结核病丰富的医学文献，我就足以阐释这种解释方式。结核病的起源通常被视为部分是体质性的，并且是环境风险的体现——饮食、工作条件、个人习惯、家庭环境、应激、通风和住房密度都可能在一定时间内相互作用而导致特殊的临床结局。在科赫于 1882 年公布发现结核分枝杆菌后的 25 年内，人们对它的反应包含了所有这些长期理解的解释机制，这一点不足为奇。在解释科赫所说的病原体为什么会具有不同的易感性时，体质仍然扮演着重要的角色，它与饮食、通风和饮食等环境因素相互作用。种子与土壤的比喻在当时被广泛应用，结合并映射了多因素、以过程为导向的模型的有效性，而这一模型正是我试图描述的。它融合了大量的实证观察，包括临床观察和统计分析，在一定程度上有助于解释在城市越来越多的人暴露于结核分枝杆菌，以及个体结局的高度多样性 [法国临床医生使用"地域"（terrain）这个词，起着同样的解释功能]。即使住在同样的住宅，不相干的家庭之间甚至是同一个家庭的不同成员之间都可能会有非常不同的疾病体验。

　　在 19 世纪，医学行业关于遗传病的知识中又补充了很多相关的细节。通过一种预测的方式，大量的疾病实体得到明确，并且发现它们具有遗传性，比如亨廷顿病或 Friedrich 共济失调。但是，对于色盲这种绝对的遗传病而言，其罕见性影响了它们在执业医生中引起的重要反响。

　　医学在过去和现在的区别并不只限于我们对身体机制的理解与环境越发相关，我们所掌握的对健康或生病的身体进行检查和成像的工具越发强大。同样重要的是，在 20 世纪以前的医学实践并没有与官僚主义的机构和程序像今天这样联系在一起（一个例外是在 19 世纪，保险公司在决定是否应该批准某人的寿险时，要求体检医生注明该投保人的遗传趋势和家族史）。体质的假设有助于为搭建医患互动的结构创造出一个解释构架。它们并不能决定统一的治疗选择或偿付模式、支配转诊和诊断规程，也并不需要制订病人敏感的伦理指南和管理政策。

一部对立的历史

正如我前面提到的，这些关于遗传的看法对于今天的执业医生，当然还有医学遗传学家们来说，似乎是陌生的。这些观点似乎完全是思辨性的，在过去的临床背景下可能具有一定的功能，但它们主要是作为文化润滑剂，而不是科学的数据。我前面描述的这些观点将会被今天大多数医生所摒弃，在一定程度上会被认为是在现代科学产生和现代科学方法应用之前的看法。遗传和体质是属于过去的，而基因则是属于现在的。目前我们对社会或人类医学已经很了解了。

不过，我们也可以引用另一种历史叙述作为例证，当时的遗传医学在其中所扮演的角色更为模棱两可而且让人高兴不起来。在这部历史中，我们对人类基因组的了解以及它在治疗和疾病预防中所做出的承诺是终极还原论的体现和组成，见证了病人客观化和医学分割化、商品化和官僚化等各种趋势的总和——是对主观性和生物个体独特性等问题做出的去个性化的最终解释。如果说实验室检查是一个方格，那么医生越来越成为其中的一个结点。如果说他们的社会地位尚未丧失，那么其作用却在被逐渐剥夺。基础科学将屈指可数的几种罕见但在科学上颇有诱惑力的遗传病摆在了优先位置，而不是还原性较差的疾病——复杂、多因素、慢性和常见的疾病。虽然这些疾病以高昂的成本得到了控制，但仍然普遍存在[14]。雇主、保险公司和临床决策的准解释者以一种不断变化的软件路径相连接，而医生和病人的自主权降低到了实验室和影像学检查——决定谁要得到治疗，如何被治疗，以及谁将在子宫环境中存活——以及最终谁会被雇用或被炒鱿鱼。

事实上，这部对立的历史并非与本章中令人欢欣鼓舞的历史完全不一致。但是，另一个故事却有迥然不同的情感和政策效价。一个是整体观，它以一种罗曼蒂克的方式营造了一个我们已经丢失的世界。在这个世界中，医生和病人以一种私人、多方位的方式联系在一起。另一个则强调对自然更宏大的理解，其中医生和科学家、医学和生物学越来越难以区分，并陈述着一种无情的进步。

我们生活在一个备受争议的空间，这些不同的历史彼此重叠。我们中的绝大多数人欢迎医学对疾病施以更大的影响，而又在为医学知识的积累和应用所带来的某些特定的社会后果扼腕。对分子水平进一步的理解意味着社会和生物学领域中复杂但通常难以预测的后果和相互联系。这样的相互作用并不会在躯体的边界前止步。我们只需要拿起报纸，就可以看到对基因的希望和基因技术已成为社会反复争议的焦点。

经济利益和野心已经搭成了这样一个舞台，并且越来越清晰地摆在了人们眼前。比如，农作物的基因修饰并不能终止争论，而是在国内和国际上引发了一系列新的、持续的技术争辩。同样的，对基因工程药物的肯定可为拥有专利的公司再次带来财运，并为个体病人带来希望。我们已经习惯了商业部门和科学部门层出不穷的基因创新的发现报告，甚至在报纸的头版上也是屡见不鲜。

有一个颇有讽刺意味的现象，我们对分子机制的理解越深入，就越是强调要把它放在最为宏大而且互动性最强的社会和政治背景下来理解。在治疗或建议病人时，医生或遗传咨询师必须认识到面对医生和病人的选择组合不仅取决于我们对特殊蛋白质序列的理解，还有多种因素的影响，诸如专利法，中央政府的游说，以疾病为导向的网址，专科组织和培训，药品公司营销策略和技巧，利益冲突的规制，阶级、种族、年龄、性别和不同的家庭环境，以及文化限制的感情共鸣。在围绕基因研究和应用展开的协商中反映了价值观和政策的基本社会矛盾，这一点并不出乎所料。这些问题实际上是如何处置公共与个人之间、作为决策者的市场与政府之间、医学的传统理念（医学曾是并且仍是仁慈的职业）与事实（医学曾是并且仍是市场参与者）之间的适宜关系。

唯一的联系：一部晦涩的历史给我们的教训

传统的遗传理论与体质理论能够帮助我们思考这些问题吗？我想它们能够，这并不是因为它们的细节是正确的。我们无力复原一个已经遗失的社会的、智识的世界，但是我们似乎可以通过审视那些貌似古老的身体理论和社会关系网而获得一些教训。体质理论正是在这样的背景下发挥功能和衍生出来的。

体质理论的历史直指我们始终关注的一些基本领域。我想提其中的三个领域，前两个领域是有关疾病的治疗和解释，第三个领域是有关遗传决定论的文化应用。第一个领域是沟通在日复一日的临床医学中的重要性。关于疾病本质和控制的理论是一个共享的医学行话，一直以来它是医患沟通的核心。第二个领域是貌似模糊的传统观的形式和内容中所蕴含的道理。它们是建立在过程的基本理念以及过程理论中所包含的包容性、联系和偶然性。特别是，该模型为我们提供了一个理解慢性病的有效方式，并提醒我们有必要从相互联系的角度去思考，并提醒我们注意特殊的结局。这些结局反映了多种变量在一定时间内的相互作用。第三个领域是在过去的 150 年中，框架遗传观已经使我们对人性和人类多样化的本质进行了思考。框架遗传观解释了一系列的现象，包括从健康差异到偏差和多样性的原因等。我们遗传而来的身体左右着我们的样子。现代遗传学的解释力和文化威望仅仅使躯体决定论崛起的文化趋势重新抬头。

有些说法几乎是无法抗拒的，比如遗传观的作用、文化影响力和表面确定性，以及它们是否能够解释疾病不同的易感性或者男女之间的不同。优生学决定论曾经一时兴起。这段历史提醒我们在评判一些推断时要小心，包括还原论机制（事实与假说、个人与进化）和社会或临床结局，但我们无法逃离这种思想并且在近年开始接受多种高敏感性行为问题的准基因解释。同性恋的基因解释假说便是一个例子，气质与认知能力的性别差异亦是如此。目前人们对肥胖甚至是暴饮暴食都用基因进行解释，这进一步证明了存在一种采用不成熟的决定论进行判断的狂热。可以预见，这样的报道会层出不穷，这种相互关系会长期存在，所以我们在评估它们时要非常小心。

正如我已经提到的，在20世纪前，体质理论在医患关系中发挥着重要的功能。这样的作用意味着在医生与病人的微社会系统中对沟通的需要并未间断。到了21世纪，沟通的质量出现了问题，医学和非专业人士的理解已经发生了急剧的转变，但是对沟通的需求仍然一如既往。知识并没有平等地被分配，并且我们需要对医患互动管理中出现的人为问题（有时是法律问题和道德问题）保持十足的警惕。我们很容易忘记，我们对身体的看法是如何根本地影响今天这种医患关系的：病人始终需要让别人来理解他们的处境。医学的历史使这个教训变得不可避免，并且现代遗传学的预后只会使这一原本已窘迫但无法避免的关系雪上加霜。只要对知情同意的历史和实践进行一番研究，就可以清楚地看到这些问题。病人所构成的永远是一个独一无二的个体，既无法将其还原为概率，也不能通过程式化的同意书中程式化的语言而做到人道地参与和启迪。

遗传的传统理论证明我们更需要严肃地思考医生与病人及家属之间的沟通。它也提供了一种思考身体和社会的方式。正如我们已经看到的，20世纪前的遗传理论建立在过程的假设之上，多种因素在一定时间内与健康、疾病或情感倾向相互作用，成为一个从受精（以及在此之前的阶段，反映了每个病人的生命事件和选择）开始到妊娠和哺乳相互作用的成果。我们可能不再像18世纪那样相信母性印记，但我们依然关心胎儿的发育和准母亲的社会境遇。这些看法的另一方面正是强调过程所隐含的偶然性和相互联系。结局并不是由单一因素所能预先注定的，而是在多种因素的作用下，经过一定的时间从受精卵到成人通过协调而成为特殊的身体。身体和心理环境、饮食和压力都对于塑造个体的内环境起着辅助作用。身体作用于心灵，心灵作用于身体，物理和社会环境又作用于身体和心灵。这种思考方式在以慢性病和通过相互作用导致疾病发生的环境变量为主要关注点的时代依然是最重要的。比如，最近有报道称，基因和压力可能与慢性疲劳综合征有关[14]。对哮喘和肥胖的分析也是一样，最近在讨论其病因时，也是与社会、基因、病因学和政策变量联系在了一起。

我在前文中描述了医学遗传的两部历史。其中一部反映了学术发展沿着获得知识的轨迹与自然世界的物质底物空前接近，而另一部更接近临床、更主观，对社会变量更敏感，并且与主流医学相比更加边缘化。然而，这与学者们对多疾病多因素的强调似乎有着某种强烈的相关性。当代的历史势必将基因知识、基因技术与社会世界之间的关联变得清晰，而使知识在社会世界中得到阐述、播散和应用。游说者和专利代表律师以及实验室科学家帮助决定每一个执业医生可以获得的治疗和解释资源的确切情况。这些极其明显的伦理问题反复影响着我们的注意力，提示我们需要面对基本的社会、建制甚至政治联系。目前，在美国，有关干细胞的争论正说明了这种复杂的相互作用网。

这样的联系只是众多因素中的一节。它们不断塑造着基因知识最终的社会影响。与人口统计学和经济学一样，道德和社会的影响是有目共睹的。尽管如此，在过去的 20 年间，我们在谋划着将许多这样的问题和关系交给专家、生物伦理学家和决策者。但是，缺乏了历史、社会、经济和文化语境的生物伦理学和政策是不完整的、模棱两可的。不能单纯地将基因研究及其应用的社会意义和后果转嫁给伦理学家或伦理委员会。我们也不能将它们交付给政策取向的卫生经济学家。他们所接受的特殊训练为通常没能充分语境化的分析提供了另一种多样的选择。

我认为在这样的集体审议中，医生不管男女都必须扮演活跃——尽管明显但不排他——的角色。由于他们可能是最适合的人员，来追踪技术创新和行政革新之于临床医学的质量，新的基因学发现之于个体病人的影响。这不仅是对临床医生之于每个病人的道德和认知责任的一种再次尽职的重申，也是一种分析的角度，构成了每次临床互动的沙粒，也主要构成了最终决定互动的各种观点和社会关系。21 世纪的执业医生将需要社会以及临床多学科的训练[16]。在现代人看来，基因之于疾病（与医学、疾病的治疗）的影响是克服临床与实验室、医学实践与政治、身体与它生存和活动的社会世界、物质世界之间严格的界限所必需的。

在健康和疾病将身体概念化的古老方式中，过程、连接、相互联系、偶然性是特征性的要素，这不仅是思考生物病理学机制和疾病结局关系的有效模型，也是更广泛地思考医学与社会之间关系的有效模型。临床医生与我们其他人一样，需要学着与讽刺共存——最为复杂的知识进步尤其意味着悖论，这只会创造新的选择。它们并不会终结选择的存在。

也许你已经知道，我并没有被医学界领袖的逻辑完全说服。我开始这番讨论的缘起便是他对基因治疗激进的希望。我并不希求恢复 19 世纪和 20 世纪初时人性化的面对面的问诊方式带来的罗曼蒂克式的慰藉，但我认为即便是疾病成为分子生物学的问题，我们可能仍然不能解决人类苦难的问题。所有这些勾勒出了医学传统一直延续的核心，强调医生作为社会分析师和社会活跃分子，而并不仅仅是身体功能障碍的管理员。遗传学和分子理解不是建立在社会医学终结的承诺之上，而是建立在对其养育、进化和持续适应的有力的事实论证的基础之上。

注释

1. 2 型糖尿病病人的增多代表了另一种病因学和社会-政策问题，现在备受讨论。
2. "如果花 1000 美元就可以破解基因组，每个婴儿都将会像一台计算机一样降临到世上，DVD 上附有一套完整的基因操作说明书。"Nicholas Wadd. The quest for the ＄1000 human Genome. New York Times, July, 18, 2006。
3. 目前的联邦和州郡政策，见 http://www.genome.gov/10001754（2006 年 12 月 2 日）。
4. 技术其实是技术史的学生，它的发展并不能剥离掉背景。
5. 见 Keith Wailoo, Drawiing Blood. Technology and disease identity in twentieth-century America. Baltimore: John Hopkins University Press, 1997 和 Dying in the city of the blues: sickle cell anemia and the politics of race and health. Chapel Hill: University and North Carolina Press, 2001。
6. Keith Wailoo, Stephen Pemberton. The troubled dream of genetic medicine: ethnicity and innovation in Tay-Sachs, Cystic Fibrosis, and sickle cell disease. Batimore: John Hopkins University Press, 2006。另一个类似的例子是家族性自主神经异常，这也是一种犹太病，历史学家 Susan Lindee 将该病描述为是神经异常所致，是感觉功能异常、犹太人历史和生化技术的产物。(Moments of truth in genetic medicine. Baltimore: John Hopkins University Press, 2005,157)。乳腺癌的研究、筛查和治疗提供了另一个高度可见而又有些不对称的例子：对性别、性、妇女运动的态度一同决定着这样一种不同疾病的社会形态，在其中基因的确发挥着作用，但具体的作用是什么却难以说清楚。
7. 并不是所有的障碍都来源于政治和意识形态。人类远非完美的实验品——尽管很多忍受着临床综合征折磨的人提供了一个启发性的数据库，这对于缺乏自我认识和充分观察的繁殖种群来说一般是没有价值的。

8. Lindee. Moments of truth in genetic medicine, 2-3。战时，体制医学以多种形式存留下来，通常受到尊重，但依然处于劣势地位。另见：Sarah W. Tracy. George draper and American constitutional medicine, 1916-1946: reinventing the sick Man. Bulletin of the History of Medicine, 1992, 66, 1992: 53-89; Tracy. an evolving science of man: the transformation and demise of American constitutional Medicine, 1920-1950.//Goerge Weisz ed. Greater than the parts: holism in biomedicine, 1920-1950, Christopher Lawrence、New York: Oxford University Press, 1998, 161-88。

9. Garrod 提出的 "代谢的内在错误" 这一概念是一个例外，最初是由一种临床的观点发展而来的。Archibad E. Garrod. Inborn errors of metabolism。Oxford: Academic Press, 1999; 第 2 版，1922。传统的历史叙述对畜牧者和农耕者的强调相对较少——而不是以它们对达尔文和孟德尔的影响作为背景。

10. Charles E. Rosenberg. The bitter fruit: heredity, disease and social thought in nineteenth-century America. Perspective in American history, 1974, 8: 189-235; John Waller. The illusion of an explanation': the concept of heredity disease, 1770-1870. Journal of the History of Medicine, 2002, 57: 410-48. Ideas of heredity, reproduction and eugenics in Britain, 1800-1875. Studies in the history and philosophy of biology and biomedical science, 2001, 32:457-89; E. H. Acherknecht. Diathesis: the word and the concept in medical history. Bulletin of the History of Medicine, 1982, 56: 317-25; Elizabeth Lomax。Heredity or accquired disease? Early nineteenth-century debates on the cause of infantile scrofula and tuberculosis. Journal of the History of Medicine and Allied Disease, 1997, 32: 356-74; Christopher Hamlin.Predisposing causes and public health in early niteenth-century medical thought.Social History of Medicine, 1992, 5: 43-70; Carlos Lopez-Beltran. Human heredity 1750-1870; The constitution of a domain（未发表的博士论文，伦敦大学国王学院，1992）; J. Andrew Mendelsohn. Medicine and the making of bodily inequality in twentieth-century Europe.// Heredity and infection: the history of disease transmission. //J.-P. Gaudilliere, Ilana Lowy es. London: Routledge, 2001。

11. William A. Hammond. A treatise on hygiene with special reference to the military service. Philadelphia: J. B. Lippincott, 1863, 116。

12. 水肿（dropsy）这个词是指一种以积水为特征的疾病状况；从现代的观点来看，液体的蓄积最常见的病因是心血管疾病、慢性肾病或者肿瘤。

13. 这种解释框架尤其适合 "家庭医学"，家庭医生知道各代家庭成员的情况。

14. 比如，我在本章前面曾经提到早报上报道的一篇文章，"High-priced genzyme drug is OK'd. 1st remedy for rare pompe disease," Boston Globe, April 29, 2006。据报道，受累人群大约有 1000 人，平均每位病人每年的治疗费用估计在 200 000 美元。同时，批评家在不断控诉，在发展中国家疾病生态和市场机制的左右下，发展中国家多种常见但致命的疾病却往往遭到研究的忽视。

15. Genetics and stress are found linked to fatigue disorder. New York Times, 2006, April, 21。美联社的报告将慢性疲劳描述为"难以诊断和难以理解的疾病，以至于很多人会质疑它的真实性"。

16. 不同的因素左右着最终的结局，比如心血管疾病或哮喘尤其复杂，难以衡量。

7

替代什么？补充给谁？
论医学中的科研项目

在过去的十多年里，美国卫生政策的观察者一直在跟踪一项持续的争论。这一争论是关于国立卫生研究院巨额预算中用于资助补充与替代医学研究中心（Center for Complementary and Alternative Medicine）的一小部分拨款。20世纪90年代中期，围绕这一小型且通常并不引人注意的研究机构的争论引发了我强烈的兴趣。争论的热烈程度、实际内容，以及虽然拨款较少而引发的争议较大的情况吸引了我[1]。比如，1996年《纽约时报》（New York Times）发表了一篇有代表性的署名评论文章"用税款购买蛇油"。作者是一位物理学家和一位生物学家。他们指责替代医学只不过是现代医学在科学化以前所留下的遗迹。"虽然替代医学现在改变了名称，比如生物场疗法、精神疗法和顺势疗法，但是纵观历史，它却总是用魔力在治疗病人。萨满巫医摇着拨浪鼓，信仰治疗者把手放在病人身上。病人有时病故，有时神奇般地痊愈。唯一发生改变的事情就是今天的'治疗师'很明显有了国立卫生研究院的支持。"[2]《纽约时报》一位著名的科普作者这样总结道："有些人将其视为有眼光的起步，有些人却将其比喻为用天宫图来管理。"[1]

近年来争论中过于激动的语气已经趋于温和[4]。今天有许多美国医生向针刺治疗师转介病人、讨论整体健康、重视营养、推荐瑜伽和冥想疗法[5]。但是这些治疗上灵活性的例子掩盖了潜在的历史延续性，模糊了主流医学与其他治疗方式之间明确的边界。边界的确定不仅是关于利益的混战以及谁创造了利益的争论，也是关于医学权威的合法性和充分性的争论，最终是关于真理的争论。许多医生和医学科学家认为，对传统草药疗法或者精神疗法的支持仍然是一种对科学方法和科学知识的亵渎，甚至是对医学社会责任的侮辱[6]。

我所论证的逻辑和标题是从对一个问题的定义开始的。"补充"和"替代"意味着什么？它们可不是随便使用的词语。"替代什么"才是问题的关键。对于"非标准"的医学的讨论必须从标准医学、定义并且构建合法性内容的专业社群开始。了解了这一点，一本被广泛引用的、关于非正统医学的历史调查的书被冠以《另类医治者》（*Other Healers*）[7]的名称也就不足为奇了。除了治疗疾病的方式不同以外，只有一个特点可以将如此纷繁复杂的疗法联系起来，比如顺势疗法、基督教科学派（基督教科学派是以信仰疗法为其特色的基督教派——译者注）、针刺疗法、祈祷疗法和传统草药疗法。它们的共同点是它们的"他者性"（otherness）以及处于社会和政府机构边界以外的位置。边界以内被称为"科学医学"（science medicine）[8]。尽管科学医学已是一个包括理论和实践的全球性的（且仍在不断全球化的）系统，但仍有人称之为"西方医学"或者"生物医学"。科学医学是这样的一个系统，它吸收了道德价值、假设方法以及确凿且广受赞誉的实验室和临床成果，但也积累了来自医学界和医学界以外的诸多批评。社会活动家批评西方医学（以及与之有联系的商业和公共部门的组成部分）已成为还原论模型、种族中心主义和企业利益的奴隶，放弃了医学职业的传统道德责任。

我们很难避免使用"道德"这个词语。在本文讨论的语境中，道德暗含在我不经意使用的术语之中，比如"正统"（orthodox）和"non-orthodox"（非正统）就让人联想起遥远而又激烈的神学斗争议程（东正教与天主教分离时，就相互指责对方为"non-orthodox"——译者注）。对很多人来说，基于科学并为科学所验证的临床疗效已成为由理论、实践和专业角色所形成的体系的不言自明的论证。在这个意义上，美国的主流医学像国家教会。自 19 世纪中叶以来，反对主流医学的人被描绘成异端分子。他们的利益则被认为要么是唯利是图的，要么是宗派的。在 20 世纪早期，主流医学的发言人通常将属于某一组织的补充治疗师称为邪教分子（cults），将独自开业的治疗师称为江湖医生（quacks），将与某一特定族群或地区有联系的治疗师称为迷信分子（superstitious）或民间术士（folk healers）。当将其他治疗者或者药物制造者称为江湖医生或者万灵药售卖者时，主流医学的医生在人们脑海中制造了一幅关于非主流医生欺骗、贪婪和广告推销的贬低的图像[9]。

主流医学的敌意是可以理解的。大部分补充与替代疗法中都有着反权威主义的思想，实际上就是反对经过认证的社会权威。以自觉反抗的治疗师的形象执业，就是对将信仰、知识和假定的临床疗效联系起来的复杂体系的质疑。医学中宣称的真理从未被认为是抽象的，更不仅仅是智识的。对普通人来说，宣称的真理不仅与社会地位和技术能力联系在一起，还与健康、甚至生命和死亡联系在一起。在治疗方式的多样化中，多或许就是少。从主流医学的观点来看，多选并不具备合理性，反而有误导性，有些时候甚至给人以致命的错觉。所以，直到我们这一代围绕替代医学的争论仍然十分激烈，并且没有缓和的迹象，也就不足为奇了。任何将注意力从生物医学转移的行为或者对生物医学诋毁的行为都被视为反社会的、反集体利益的罪行。在过去的 150 年里，在实验室检查成果上建立起的声望、疾病治愈之希望的普遍传播的支持下，主流医学的断言变得越发不容置疑（即使对大部分医生来说，与非正统医学的治疗者在经济上的竞争变得越发不成为问题的时候）。

然而，近年来将主流医学的医生与其竞争者分开的边界，无论在意识形态上还是体制上，都出现了一些裂缝。灵活性和改变似乎已经成为医学复杂领域的应有之意。医学的复杂领域内所有的事情，从互联网到自助疗法的提倡者，从药厂的研究到它们的推销策略已经塑造了并仍在不断塑造可供选择的治疗方案和病人预期。全球的人口流动将新的治疗方法、新的男人和女人带到了北美。同时，25 年来严格的临床研究已经证实：令人尴尬的、可避免的医疗差错的持续出现和治疗方案在不同区域的变化，凸显了主流医学的不可靠。主流医学对符合科学验证的临床实践都无法给予肯定的论断。甚至可以认为，走向一个更为相对论的和反还原主义的思考方式的文化转型已经使主流医学与替代医学之间的高墙变得更松动，使得治疗的多元化更值得尊重。

尽管有关于这些变化的来源和证据，实际的边界仍然存在。不可否定科学医学的力量、声誉、地位和成就。仍有诸多医生和普通人坚定不移地持有蔑视替代医疗实践的态度[10]。另一方面，对于替代医学的支持也普遍存在。作为社会功能的医学（人们在生病时或者害怕得病时，发生在他们身上的事情）与范围更为限定的、在某些方面边界更为明确的生物医学之间永远存在着空白。替代医学将继续在主流医学无法满足（或许也不应该去满足）的空间里继续繁荣发展。

医学传统：认同与边界

在某些方面这一争论是现代的，并与过去的 150 年相联系。我指的是我称之为"生物医学"的兴起。生物医学将临床现象与实验室检查和专业化联系起来，以医院为中心，基础科学和应用科学对临床医生诊断、解释和治疗疾病的能力影响日益增强。这些成就和体系有着不可否认的权力，强调了对合法执业医生和非法执业医生不证自明的区分。这一区分已经到了似乎是天赋的、必要的、正规的和官僚政治的程度。从历史的视角看，生物医学地位的提升只是一个晚近的事件，并且反映了对科学及其成就的现代观念，但是竭力划分有效的专业边界却可以追溯到2500年前西方医学的古典起源。

让我用一条文献来说明问题。这一段话在医学史领域内或许是被引用得最多的，它来自《希波克拉底文集》的"论圣病"（癫痫）[11]。匿名作者首先声明，尽管症状令人震惊，但是"圣病"并不比其他疾病神圣，而是有自己的特点和明确的病因。文章继续解释，"圣病"就如同其他疾病一样，是遗传的。"黏液质（phlegmatic）儿童的父母有一方是黏液质，胆汁质（bilious）儿童的父母有一方是胆汁质，虚劳病（consumptive）患儿的父母有一方也是虚劳病"，其他体液的情况也类似。利用精心设计的理性主义来分析疾病症状，作者解释道，"圣病"就位于大脑中。作者继续论证，如同其他疾病一样，慢性的"圣病"也可被治愈，"只要它还没有到达根深蒂固而药物无法攻克的程度"。痉挛体现了超自然力量的想法一开始就被'污染'了。"我的观点是，"作者争辩道，"那些从一开始将这种疾病称为'圣病'的人就是那些我们今天称之为巫医、信仰治疗者、庸医和江湖郎中的人"。这些伪善的冒充者给疾病贴上了"神圣的"标签，以掩盖他们的无知和治疗上的无能[12]。

虽然乍一看这些古代的构想跟现代的认识并无关联，但与19世纪和20世纪关于主流医学和其竞争者之间的关系的想法是直接有关的。首先，这些构想表达了医生支持一种理性的、唯物的、基于文本的、系统传播的疾病解释框架，反对完全依赖精神或者经验的疾病解释理念[13]。其次，医生将智识工程（intellectual project）与社会认同联系起来，或许这是更为深层次的原因。神父和江湖郎中认同某些关于病因的思维方式，理性的医生则与他们完全不同。在治愈的功能、精英医生的权威、体现医学权威以及使医学权威合法化的正规的知识体三者之间有着长期的相互关系。

历史上，合法性一直与社会地位和知识联系在一起。长期以来，文本、阅读和利用文本的能力就是走向绅士 - 医生（gentleman-physician）身份认同的关键。这一认同还伴随着社会地位的提升，从而获得阅读文本的不同权限。权威部分来自于对文本的精通，而不是实验室或者临床的成就。因此，17 世纪、18 世纪，甚至到了 19 世纪早期，学院派医生（academic physician）更像我们今天的英语教授、哲学教授或者是古典学教授，而不是生物学或者生理学教授。对大部分精英医生来说，图书馆比实验室或解剖室更有意义。学术和医学地位的定义以及合法化之间的历史联系也有类似的情况。直到 19 世纪中期，"全体教员"（the faculty）是经过认证的医疗职业的同义词，也就不足为奇了。同样不足为奇的还有"经验主义者"是庸医的代名词。依靠经验治疗病人，也就是说缺乏明确的生理学基本原理，代表着医学冒充者。从根本上来说，依赖未经正规知识体系调和的个人经验的权威是平等主义的，也是让人不安的强调。这一强调将未经调和的感受和直觉置于系统的、基于文本的学习之上。赞美个人经验也就是破坏等级制度，在医学里是这样，在宗教里也是一样。普通的治疗者和激进的民众在形式上鄙视医生书写拉丁文处方和使用科技术语，将它们视为自私的故弄玄虚，也就是合乎逻辑的了。

直到最近，在西方和其他地方，治疗的功能已经被广泛地分散到社会中去了。虽然一小部分医生确实尝试过去控制制高点如高端客户、行政部门和学术界的职位（以及 18 世纪中期以后医院中的医生职位），但是他们却无法垄断整个临床服务的市场[14]。19 世纪以前，医疗服务的领域内有正骨师、助产士、草药师、外科医生和药剂师，在英国、欧洲大陆和偏僻的北美都是这样。最为重要的是，直到过去的一个世纪或一个半世纪，医疗服务的主体是在家中的普通民众。流行的治疗和病因理念认为，疾病是多因素造成的和逐渐累积的，从而为饮食、情绪、摄生法和药物预留了空间。行为和生物学也是相互关联的，因为一方帮助创造了另一方：精神构成了意识的基础。经过一段时间，通过个人决定的不断累积，意识和有意识的决定帮助创造特定的躯体。所有的治疗实践都是整体的，在某种程度上难以区分预防和治疗。

在传统的医疗环境中，经过认证的医生很普通，他们并不是主要的医疗服务提供者。他们从未主导过日常的医疗服务，但是却限定过这种社会服务的某一部分（不断变化的）并为之辩护。边界设定永远是优先考虑的事情。有学问的医生不能垄断医疗服务，但他们可以（也确实这样做了）对某些部分作出限定和提出主张，并通过具体的知识体系、对伦理和绅士行为的遵守，对其管辖权进行合理化。职业特性既不依靠标准化的实践，也不依靠统计学上显现的有效性，反而是依靠对当前似乎正确的自然知识体的控制，依靠将知识体应用于病床边让人放心的样子上。对于那些最具雄心壮志的医生来说，还依靠对书籍和小册子的书面内容的精通[15]。

在实践中，这意味着将同时代的"科学"的基本原理融合到受过教育的医生的解释方案中。我已经指出过，比如在 17 世纪和 18 世纪早期，将化学和牛顿的力学模型引入医学中的风潮。在 19 世纪早期，医学越来越受到病理解剖学的声望和发现所影响，越来越受到一种假说所影响。这一假说认为疾病或许最好被考虑为特殊的、具有典型临床轨迹和潜在机制的实体[16]。自 19 世纪中期开始，实验室的发现开始补充了解剖室的发现，并承诺了一种更为理性的、基于科学的医学。生理学、生物化学、组织学、药理学，以及之后于 19 世纪出现的细菌学和微生物理论开始改变了公众和医学专业人员对疾病和医学的理解[17]。到了 19 世纪末期，受过教育的普通人已经吸收了这样的观念：理想的医生形象或许并非完全跟科学家一样，但是他们在临床实践中已经了解了实验室的成果和方法。从某些方面来说，这是一种新式的，而且是地位提高的形象，但也与以往的强调（对深奥知识的掌握是医生合法性的关键）保持一致。科学不仅使诊断精确性得到了提高，而且最终还提供了一种客观的、在治疗上有效性不断提高的（从而对于病人的最佳利益来说也是必需的）实践方式。

这与博学的"医生也是绅士"的传统产生了共鸣，并在情感的连续性上暗含着一种更为古老的传统，即牧师的灵性，将物质的自私自利之世界和无私的职业关注之世界区分开来。当然，现在医学在我们的社会中已经大大地改变了：家庭诊疗被诊所和医院所取代；医学的地位和公众的信任牢固地拴在一个官僚主义认证的、受到统一训练的、在科学上是合法化的职业上，而不是社会的认同上以及对个人的开业医生设定的道德境界上。医疗道德规范已被部分地外包给了一群专业的伦理学家。

然而，我将论证一种重要的连续性。它存在于有教养的、仁慈的绅士 - 医生的历史形象，以及最近出现的、追寻客观治疗知识的医生 - 科学家形象之间。这种连续性的价值在于通过将技术精通和道德责任联系起来，为现代职业对地位和自主权的要求提供令人信服的依据。实验室的成就为一种社会角色的特殊性和合法性提供了保证。这种社会角色通过承诺为了病人的最佳利益的方式，可以接触、察看并控制男人和女人的身体。科学的成就为医生的临床自治提供了保证，美国社会（国家和各个州）赋予了有组织的医学以权力，让它们确定临床实践的范围，在专业行会中对会员资格施行有效的控制（如吸收和开除会员的权利）。

走向一个有边界的职业

从历史上来看，这一领导权是一个新生事物。直到 20 世纪晚期，如同在英国和欧洲大陆的同行一样，美国的医生在拥挤和肮脏的区域中为了微薄的收入而竞争。我已经提到过，一般来说，最初的医疗服务通常是在秩序井然的家庭中由家庭成员和家庭医学的开业医生提供，并以与正规医学长期共存的助产士、店主和药剂师为补充。在奴隶种植园中，西非的医疗方式与农场主和医生的服务相互竞争[18]。在南北战争以前，普通人能民主地接触到除少量的外科手术以外的医学的全部治疗形式，以及构成同时代专业知识的理念。人们可以选择控制饮食、服用药物（包括汞制剂、锑制剂或者砷制剂等后来看起来有毒的物质），甚至是放血疗法，并且没有受到限制[19]。如同汞制剂一样，鸦片制剂也是有钱就能买到的。在南北战争以前，出版了大量针对个人和家庭的书籍和小册子，它们为如何治愈和预防疾病，如何长寿，如何接生婴儿，如何避孕（有时同一本书会讲述如何避孕和接生婴儿）提出建议。新一代的健康传授者和改革者向那些愿意改变饮食习惯、尝试水疗法和颅相学以及明智地锻炼身体的人承诺更长寿的生命和更健康的生活。出售药物的人也提供关于药物的建议，通过这种方式他们与当地的医生竞争，因为这些医生也出售他们自己开出的药物。在一个以农村为主的社会里，可以预想到角色的迅速变换和流动。

但在 19 世纪，美国出现了一些替代医疗保健系统，它们自觉地挑战已确立地位的医学地位和认识论的权威。就像宗教分离和乌托邦宗教运动为这一时期的美国做了标记一样，在一个自愿主义和创业精神的世界里，替代医学利用民主和经验发起了有力的、无条件的呼吁。在医学分离运动中最突出的当属汤姆森主义和顺势疗法。前者是由美国本土创造的，运用了一些植物的配方。后者是从德国而来，并于 19 世纪在北美兴旺发展 [20]。水疗法是一种强调天然饮食和摄生法的学说，同样也在英美世界自主、节制和有治疗效果的温泉浴场中兴旺发展。这些分离运动的共同特点就是主动地质疑主流医学的安全性、有效性和权威性。它们认为医疗机构是无效的，并且唯利是图，在运用理论时医疗机构更多的是将其神秘化而不是使人明白。在他们与众不同的治疗方式中，这些精力充沛的改革者从经验的真实性和他们"正规"的竞争者的诸多限制中获取灵感和合法性。

南北战争前的美国医学是碎片化的，并且在经济上是边缘化的。医学教育很简单，教育机构中仅有最基本的临床实习设备。在以乡村为主的社区结构中，医院和门诊仅设立在市区，并且主要为城市贫民服务。专业化仍被视为缺乏职业道德的营销策略，医学教育是学徒身份和两年内最多 6~7 个月讲座的混合体。治疗通常在病人的床边施行，医生所依赖的技术资源用一个医疗包就可随身携带。在 19 世纪的大部分时间，医疗服务领域保持着流动性，自封的医生进入或退出这个领域；或者他们将从医当作兼职，因为他们还通过种田、开店、投资房地产来补充不稳定的医疗收入。病人会经常赊欠医药费，有时用实物抵扣，有时要等他们安定下来才能支付。确实也有一小部分（主要在城市里）精英医生在学校里教课，垄断大医院的职位。他们通常在英国、法国，或者在德国和奥地利（19 世纪后 1/3 的时期）受过教育。但是在 19 世纪的前 75 年里，受过良好教育且有稳固经济地位的医生仅占一小部分。他们联合在一起的部分原因是出于对学问和共享的伦理准则（在理论上）的尊重。

在 19 世纪后 1/3 的时间里，上述情况在许多方面发生了改变。出现了一些新的治疗系统并且生存下来，比如基督教科学派、整骨疗法和脊椎指压疗法[21]。对专利药物大张旗鼓的宣传形成了一个良好的全国市场。医生试图阻止药剂师成为初级医疗服务非正式的主要提供者，他们中的许多人亦试图推动并控制护理的发展。护理以经过认证的职业的身份出现在这一时期[22]。在19世纪80年代，通过考试颁发的执业证书开始为进入医疗行业设定门槛，而在此之前美国并未有过有效的医生执照[23]。到了第一次世界大战，一种趋势日益明显起来。医疗职业越来越与教育和资格证明结合在一起，也越来越掌控了医疗服务的供给。医学院和医学院毕业生的数量逐步减少，医学课程被更新和统一。经过复杂医学训练的毕业生在获取执业资格以后，推动了本职业对医疗服务控制权的合法化。医院成为医疗服务供给的中心，正规的执业医生在这些蓬勃发展的医疗机构中逐步占据了统治地位[24]。护理人员被组织起来并被颁给执业证书，但是在结构上护士听命于医生。药剂师在扮演主要的医疗服务提供者的角色上受到越来越多的限制。药物被分成了处方药（以符合伦理为由）和非处方药两种，其出售受到限制[25]。某些治疗体系被主流医学的世界所同化。比如，顺势疗法中奇怪的治疗教学消失了，而幸存下来的顺势疗法医学院（纽约医学院和费城的哈奈曼医学院）逐步摒弃了创始人的治疗思想体系。整骨疗法走了一条平行的发展路线，它希望独立发展。虽然整骨疗法未能在医学界获得完整的身份，但逐步地得到认同，可以获得执照和开业（目前，美国的整骨医学教育与现代医学教育是平行的、相互独立的教育体系，整骨医学毕业生可获得整骨医学博士学位，主要从事初级卫生保健工作——译者注）[26]。脊椎指压治疗法仍处于模糊不清的状态，到了20世纪70年代它仍然是主流医学界抨击的目标，但是在病人中建立了良好的声誉[27]。

　　在整个20世纪，官僚控制的结构和证书授予的结构变得更为复杂。

专业委员会开始给医生颁发证书，医院与经认证的医生（实际上，第二次世界大战以后，是经专业委员会认证的医生）在医疗服务的提供中变得更为重要[28]。而直到 20 世纪末，政府扮演着日益显著的角色：批准药物上市，并资助医院、专科训练、卫生保健以及研究机构。第三方付费制度出现了，它稳定了医疗费用的来源，并且开辟了医生掌控医疗服务的又一个领域[29]。对于大多数医生来说，他们的经济状况不再像 19 世纪和 20 世纪初期那样岌岌可危了，也无须担心与未经认证的医生的竞争了。经认证的医生与其他治疗师之间的区分变得日益严格，但是很少有人质疑这种区分的必要性。体制边界的稳固反映出密闭性，从而在逻辑上反映了医学认同的正确性。科学医学在争夺公众认同的战争中打赢了。

在 20 世纪，大部分美国人对未来的期望和设想受控于实验室成就的声望和科学医学的目标。其他疗法的治疗师已被边缘化，被视为虔诚的狂热者，往好了说是怪人，往差了说是骗取病人信任而又唯利是图的人。在科学医学的世界里，通往真理的道路不是多选的，如果科学医学尚未发现某一疾病潜在的机制，那它总有一天会发现的。

当然，实际上 20 世纪科学医学的社会权威也并不是绝对的[30]。如同有组织的卫生保健的革新者（如自然疗法、脊椎指压疗法、基督教科学教派的治疗师）一样，家庭仍然提供了照顾病人的功能，而精神和行为疾病仍然是一个互相争夺的领域。除了委员会认证的精神科医生以外，其他的竞争者有外行的精神分析者、临床心理学家、精神卫生社会工作者和牧师。匿名戒酒者协会（Alcoholics Anonymous）是另一种非医学的治疗系统。在 20 世纪 20 年代和 30 年代，关于病人选择的调查表明仍有病人持续地选择非科学医学，他们坚定的支持让科学医学失望了[31]。病人应该没有能力利用科学提供给 20 世纪临床医生的知识和技能（特别是自从医学可以以前人做不到的方式干预疾病后），这样的想法是错误的。

白喉抗毒素、X 线、胰岛素、磺胺类药物、抗生素和类固醇都重申和重新确认了 19 世纪 90 年代至 20 世纪 40 年代这半个世纪令人信服的事实。外行人或许不能认识到生物医学背后的科学原理，但是他们却清楚医学可以或者将来可以对具备临床特点的某一疾病进行干预。疾病的还原论模型暗示了医学职业的临床权威并且论证了这一权威。

自进步主义时期（19 世纪 90 年代到 20 世纪 20 年代——译者注）以后，美国医学会和其他敌视非科学医学的人不仅将异端的竞争者斥责为唯利是图的，并且是危险的，理由是他们未能使病人及时得到有效的医疗服务。举例来说，这样的论争是美国控癌协会和其他有组织的医学的谋生手段。早期诊断和外科干预是阻止癌症的唯一手段 [32]。当攻击替代医学的医生时，"庸医骗术"是大部分科学医学的发言人选择的用词。或许最让科学医学恼怒头疼的是那些有组织的、根深蒂固的替代医学，最明显的就是整骨疗法和脊椎指压疗法。直到 1966 年，美国医学会出版的一本小册子仍将脊椎指压疗法称为"不科学的邪教"，而且"该疗法的从业人员缺乏诊断和治疗人类疾病的必要训练" [33]。

事件的进展：管理多样性

在过去的一代，主流医学的激烈用语已有所缓和，甚至开始推荐替代疗法。在对待各种各样的治疗和预防手段（从针刺疗法、按摩疗法到临终关怀）上，美国医学看起来比以往更加开放。但是我们很难去评价这些改变。我们的卫生保健系统到底有多灵活变通和多元化呢？当代医学的花园里是否是百花齐放呢？几年前，替代医学的著名研究者 Ted J. Kaptchuk 和 David M. Eisenberg 对于以下描述的可能性满怀信心："现代主义的医学叙事之消解"。他们在 2001 年出版的《内科年鉴》(*Annals of Internal Medicine*)上撰文写道："已经促成了医学多元主义的觉醒，在政治、宗教和医学领域内，旧式的主流文化对抗异端反抗已经开始转变为对于后现代多元叙述的认同……或许因为正统医学为其他领域上的战争而感到困扰，她已经放弃了针对替代医学的十字军东征……正统医学已经宣布休战，至少也算停火。"他们总结，"这是一个引人注目的改变""放弃敌对而走向对多样性的后现代主义的认同"。[34]

对于我们来说这些话或许是对的，但是对于大多数医学界的成员来说却不尽然[35]。对于大部分当代人来说，一个负责任的职业必须要以现代主义的叙事为其稳固而且道德的基础。多元叙事和偶然性属于英语教授，而不是委员会认证的医生。但是在 20 世纪 70 年代和 80 年代医学观念发生了改变也是事实，这一时期大部分医生仍然以轻视的眼光看待补充替代医学，最好的态度是故意屈尊的，更多的情况是积极地敌视[36]。

现在的临床医生更多地关注其他方面的焦虑。对于医生职业最紧迫的当代威胁是更为根本的，将这一职业暗示为不知情的同谋者。经济约束、临床随机对照试验累积得到的事实和临床流行病学侵蚀了医生日常的临床自治性[37]。医生的传统能力即处理病人的个体差异性变得无足轻重了，更多的是一种自我神化的形式。通常医生在面对复杂的官僚和体制结构时会感到无能为力。制药公司已开始在开发产品和推销药物上扮演重要的角色。在临床决策上，市场的力量和官僚合理化的逻辑，如治疗指南和质量控制的压力等，带来了远比替代疗法的竞争大得多的限制。现在看起来，算法(algorithms)比针刺疗法或按摩疗法的威胁更大[38]。

面对如此多样的变化以及试图控制医疗决策的强有力的新利益相关者的出现，我们看到许多医生先前对替代医学不屑一顾的态度有所软化。在科学医学与替代医学之间，局部的、不稳定的停战占了上风，但是这是一种基于和解和适宜的停战，而不是认识论的平等主义或相对主义的多元观。停战反而是建立在三种相关的策略上：容忍（tolerance）、外包（outsourcing）和打捞（salvage）。

下面让我解释这三个术语。"容忍"意味着允许各种各样的非正规疗法的存在。这个词语暗含有屈尊的意味，指科学医学带有善意甚至是乐意与补充和替代医学疗法的从业人员合作，但是合作并不是建立在平等的基础上。现代医学的专业人员可以给予这样的容忍，但是他们却不能给予最终的、认识论上的平等地位，因为这将否认他们知识获取和应用的体系的正确性。将容忍付诸行动，从而确认了等级制度。"外包"这个词语，是我用来形容科学医学缺乏能力，从而需要与盟友共同治疗慢性病这种大量且顽固的负担。盟友或许可以治愈疾病，或许不能，但是他们关心病人，而且通常它们的医疗支出相对来说要少一些。尽管越来越多的人愿意接受替代医学，甚至推荐病人寻求替代医学的帮助，但是正规医学仍然保留了临床首诊的权力。最后，"打捞"的概念指的是在传统药物和疗法的世界中翻箱倒柜地寻找那些可确定的、可证实的、并可以引入到临床随机对照试验和可衡量的效果的"世界"中的东西[39]。是否有一种草药在严格的调查研究中还是有效的呢？最初，这是补充与替代医学研究中心与其他美国国立卫生研究院的研究中心和平共处的明确基础，也是无数的关于传统和替代医学讨论的明确基础。2000年，即将担任补充与替代医学中心主任一职的 Stephen Straus 是这样向《科学》（*Science*）杂志的记者解释的，比如，"对复合物的临床研究非常乐观，如植物和鲨鱼软骨，因为复合物可以在双盲的、有安慰剂对照的试验中测试，这样的试验是科学严谨性的顶点。"[40]在生物医学的术语中有效的东西可以从热带雨林中（有时是字面意思，一直是比喻性的）和科学验证边界以外的信念中找到[41]。我们可以引用很长的历史来说明问题——从奎宁和天花疫苗到萝芙木碱和青蒿素的发现。

这些词藻华丽的策略有其共同点：等级制度的假定；强调维护科学医学使用医学专业术语来最终限定什么是有效的，什么是真实的。对我来说，即使多元化每天都在以各种方式在各个地方上演，生物医学与其他的医学之间在认识论层面上的边界仍然坚固。机械论的、分子生物学和随机对照试验的、特定疾病和不相关联的病因的、想要成为科学的医学的世界是我们有价值、参考和期待的世界。它不会消失[42]。

支持的原因

补充与替代医学也将如影随形。作为具有治疗与照护的社会功能的医学（广义上的医学）与作为一门职业的医学较小领域之间存在着空白。各种各样的治疗与预防的方法将永远存在于由这片空白所创造的空间中。由于需求未被满足，使客户去寻求非常规与非正统的看护、治疗和预防的模式。对这些模式的运用的持续支持有着各种各样的可预知的社会、文化和人口方面的原因。出于分析的方便并考虑到它们之间复杂和偶然的关系，我将列出七个因素。

第一是疾病的流行性。在一个老龄化与慢性病的时代，顽固性疾病的负担越来越重，比如目前还无法医治的一些晚期癌症，以及需要长期和多方面照护的糖尿病、哮喘和慢性肾病。此外，还有一些疾病，尽管它们是慢性的，不会危及生命，但是没有有效的治疗方案，比如关节炎、睡眠障碍、抑郁症、肠道激惹综合征、偏头痛和慢性背痛。一般来说，主流医学的医生很少有时间或动力去对付这些疾病。我们对技术复杂的诊疗程序和药物的强调与控制成本的动力结成了同盟，从而使大部分临床医生并不重视这些普遍存在的疾病[43]。

第二是对现有医疗服务不满意的人群将长期存在。这是居住、阶级和种族方面多样性的反映。这种差异通过病人的期待和可及的治疗种类来体现。比如，亚裔和西班牙裔的移民或许会有关于疾病病因、治疗和预防的特殊想法，但主流的美国医生和美国医学教育对这些想法并不熟悉。最近关于"文化能力"的讨论仍然是边缘事件，甚至只是美国临床医学教育的装饰物[44]。

第三个因素来自于症状的主观性和与之平行而又矛盾的诊断标准的严格性。个人永远都想使自己的症状得到认可。医学界对于"临界疾病"（borderline ailments）、慢性疲劳综合征、慢性莱姆病、背痛或肠易激综合征的怀疑态度，使得人们为了疾病去寻找同情的合法性。批评者或许还会加上较低的花费。他们承认控制慢性疼痛从来不是生物医学的长处。

第四，在过去的一个多世纪里，主流医学展现了这样一种隐约或者有时也不那么隐约的偏见（一种优先梯度）：贬低身心之间的关系，给予身心关系的地位较低，给主要表现为精神或行为症状的疾病的地位较低。虽然医生不情愿地承认了精神与情感在塑造疾病和健康中的作用，但是这类问题在生物医学领域内仍然是让人紧张的[45]。即使当精神医学知识的支持者是有资质的医生（医学俱乐部的成员），在过去的一个世纪里许多其他领域的医生仍然对处理有明显或者不明显症状的功能性疾病有不自在或者含糊不定的感觉。精神病学成为了医学职业领域内剩余遗产的受赠人。剩余遗产是一系列无法完全纳入还原论医学范围内的疾病，这也就造成了精神病学在医学中的边缘地位。当代对于精神药物治疗和神经化学模型在管理和理解精神疾病中的重视展现了医学的决心，希望尽快解决这一使它蒙上污名而需要优先解决的事情。

第五个因素是对饮食和摄生法的关注。这一关注已经通过诸多替代医学疗法得到了表达。虽然自古典时代起医学就一直强调饮食和生活方式在解释病因和疾病治疗中的重要作用，但是现代医学逐渐将注意力转向了其他地方。在过去的一代，这些难以控制的病因因素和治疗因素才重新受到现代医学的青睐，但是它们仍然令人难以捉摸。并且我还将论证这些因素在大部分医生的治疗中是处于边缘的。我相信，特别是对于饮食习惯的强调仍将继续成为各类生活方式的改革（比如各种形式的素食主义）、营养系统和食品补充剂（以承诺加强健康或外表吸引力为特点）的中心[46]。有预期地管理自己的身体状况是不会消失的，尤其是在一个慢性病的时代。

　　第六个持续支持替代医学的因素，来自我们称之为"寻找意义"的行为。在情感上和概念上，机械装置和随机性的安慰对我们中的一些人永远（对部分人来说是偶尔）是不够的。当然，替代医学构建框架用以解释疾病和健康有许多方面的原因。有些替代医学疗法是传统宗教的，有些是非宗教的，但是都未将身体看成孤立的、分子生物学的实体。对于机制背后意义的持续追求为整体医学的解释框架带来了支持者，为活力论和综合论的解释框架带来了病人。后两者将个人与社会和物质环境联系起来，将个体的内在环境解释为平衡的、与外界环境不断保持联系的、重新平衡的系统。

　　第七个因素来自于生物医学本身未解决的或许也是不能解决的冲突。医生如何权衡个体差异和一般准则，经济合理与情感需求，以及生理意义上的有效性与社会意义和精神层面的有效性？医生和病人想要的东西是不成比例的：个人关心以及周到护理背景下的技术能力和可预测的有效性——器官移植和基因治疗，同时可给予病人温暖和贴心的服务（以及聆听的时间）。

　　在生物医学的技术能力领域内，目前尚未有可预见的进展以解决这些结构性的矛盾。个体寻求生物医学领域外的帮助也不太可能消失。

结论：医学的镜子

作为历史学者，为什么我会对这样一个难以琢磨的问题如此关心呢？我并未寻求过替代疗法的帮助，实际上我对实验室检查和主流医学的普遍真理有相当的信心。我不是脊椎指压疗法的顾客（不过考虑到我后背奇怪的病情，我很可能会是）或者草药医学的顾客。我感兴趣是因为对此前描述过的、永远在沟通和妥协中改变的空间着迷。这一空间区分了感知到的健康需求（作为社会功能的医学）和主流的生物医学限定的部分。生物医学已经开始决定哪个社会空间有多大，什么样的人可以占用它，什么样的人应该离开。

换句话说，替代医学是生物医学的社会和文化地理的索引，照亮了卫生保健体系中无法满足的需求，展现了这一体系中无法轻易证实的、可测量的和数据源算法表达的部分[47]。替代疗法提醒我们生物医学也是一种文化，是历史的、协商形成的偶然事件，而不是科学知识和技术能力必然的、体制化的表达。对于生活在其中的人来说，文化力量的偶然事件通常是无形的，生物医学是西方文化力量的一个方面。医学不一定就非得是今天这个样子。

即使是在主流医学内部，也有随机对照试验无法察觉的行动效力和模式，它们通常被降级为安慰剂效应或者病人管理的第二等的认识论和社会地位。替代医学使我们从其他角度思考生物医学[48]。医学是照顾，也是治疗；是仪式的表演，也是科学的理解和可测量的生理过程[49]。一位同情替代医学的学者这样说道："替代医学或许为现代医学反思如何使用魔力来调和科学仪器提供了一个机会，即便这种魔力常常被称为'艺术．'[50] 传统治疗体系的有效性很难在许多当代讨论中得到显著体现。这些治疗体系的"有效性"既得到了偶然的承认，又在方法学上被西方医学鄙夷了几个世纪[51]。已经定义了有效性的基础，这取决于医生所处的时代和语言——至多是同情心、建议或者"仅仅"是安慰剂效果，好像这些只不过是混杂的变量而不是有效医疗体系的重要方面。医史学家 Owsei Temkin 说，医学就是治疗，医学就是基于某种必要知识的治疗。我们今天的医学大部分是基于科学的，这一事实并不能说明其他形式的治疗不是医学，虽然它们的疗效被视认为不够好[52]。

正如我已经表明的那样，科学的、经认证的医学与其他形式的治疗之间永远都会有所区分。造成的一个必然结果就是这些部分之间的边界将会随着技术、社会政策和相关基础科学的变化而变化。在某种程度上，疾病是社会建构的。关于疾病的知识在变化，医生的身份以及为此辩护（同时也构成了这种身份认同）的临床实践也在变化。我们如何利用作为医疗咨询来源的互联网、疾病宣传团体、广告和医生参观制药厂？临终关怀是否是现代医学的一部分？或者只是机构划分和协调边界争议的一个事例？现代医学与其竞争者之间的边界是严格的，也是可渗透的。这些复杂的相互依赖和相互联系值得我们注意，并促使我们意识到卫生保健体系不可能被简化为经济关系、体制结构和实验室发现的应用。但是主流医院通常会忽视这些问题，好像医学就是方法和数据的展示，而不是一种有着特定历史的文化。

注释

1. 起初，"补充与替代医学研究中心"更为低调，以"替代医学办公室"为名建立起来。如需了解该机构早期的历史，请参考：James Harvey Young. The development of the office of alternative medicine in the national institutes of

health, 1991-1996. Bulletin of the History of Medicine, 1998, 72: 279-98。

2. Robert L. Park, Ursula Goodenough. Buying snake oil with tax dollars. New York Times, 1996, January 3。

3. Natalie Angier. U.S. Opens the door just a crack to alternative forms of medicine. New York Times, 1993, January 10。

4. 这段历史的一位知名研究者是 James Whorton。他提到自 1986 年以来，他本人为华盛顿大学的医学生开设了一门关于替代医学的选修课。"最开始，"他回忆道，"虽然我从未将目标设定为使学生皈依非正统医学，但是选修课有点像是在基督教主日学校中讲授德鲁伊教。"Whorton 将自己历史学家的角色看成是为调解过程做贡献。引自：Nature Cures. The history of alternative medicine in America. Oxford: Oxford University Press, 2002. XI。

5. José A. Pagán Mark V. Pauly. Access to conventional medical care and the use of complementary and alternative medicine. Health Affairs, 2005, 24: 255-62; David M. Eisenberg, Roger B. Davis, Susan L. Ettner, Scott Appel, Sonja Wilkey, Maria Van Rompay, and Ronald C. Kessler. Trends in alternative medicine use in the United States, 1990-1997. JAMA, 1998,280: 1569-75; John A. Astin. Why patients use alternative medicine: results of a national study. JAMA, 1998, 279: 1548-1553。

6. 这一争论与十年前发生的科学大战产生了共鸣。科学大战模糊却又激烈，是一场关于科学事业的本质、社会权威，甚至是认识论上的地位的争论。

7. Norman Gevitz, ed, Other healers: unorthodox medicine in America. Baltimore: Johns Hopkins University Press, 1988; 欲了解更多请参考：Robert D. Johnston, ed., The politics of healing: histories of alternative medicine in twentieth-century North America. New York: Routledge, 2004，或 Whorton 的 Nature Cures。

8. 前面提及的内容表明，制定和维持补充与替代医学的明确定义是困难的。用暗示对抗关系的"补充"，用提示积极合作关系（和隶属关系）的"补充"做出区分并没有澄清问题。

9. James Harvey Young. The toadstool millionaires: a social history of patent medicines in America before federal regulation. Princeton, N.J.: Princeton University Press, 1961: The medical messiahs: a social history of health quackery in twentieth-century America. Princeton University, 1967; American health quackery: collected essays. princeton, N.J.: Princeton University Press, 1992。唯利是图是了解非标准医学的从业人员的关键。"竭力帮助病人的医师，"Young 这样描述道，"有的时候必须承认他们也无能为力。冒牌医生无须做此承

认，因为诚实是好医生的必要条件，对他来说并不是。"冒牌医生会给病人以"亲切的治疗"，答应他们任何事情。引自 Young. The persistence of medical quackery in America, American Scientist, 1972, 60：318。

10. 在撰写本章的时候，我居住地的报纸的周末增刊发表了一篇鄙视替代医学的文章。"我们或许会嘲笑一个世纪以前被售卖成药的街头小贩欺骗的民众，但是事实上，这种情况几乎没有改变。我们仍然很容易受骗，所以有成千上万的人去购买顺势疗法的药物，去寻求针灸师的帮助，相信芳香疗法，服用大量的维他命，或者定期接受螯合疗法。对大部分的人来说，上述疗法基本上无法得到科学的支持，它们有效性的名声只不过是值得怀疑的轶事和一厢情愿的想法的结合，也就是著名的安慰效应。"引自：Tom Keane.Healthy skepticism. Boston Globe Magazine, 2006, October 8, 12。

11. 从现代临床医学的角度，我使用通称"癫痫"来描述这一疾病，它是以痉挛为特点的一系列症状。经典的描述请参考：Owsei Temkin. The falling sickness: a history of epilepsy from the Greeks to the beginnings of modern neurology, 2nd ed. Baltimore: Johns Hopkins Press, 1971, orig. pub. 1945。

12. Hippocratic Writings, ed. With an introduction by G. E. R. Lloyd, translated [from the Greek] by J. Chadwick and W. N. Mann et al. Harmondsworth, England: Penguin, 1978, 237-241。

13. 换句话说，这一传统不变的基本要素就是用语言、图像或者近年来使用的等式（equations）来表现（representation）和合理化，也就是用某些更为普遍的理论解释疾病。

14. 我说的行政职位指的是宫廷医生（court physician）或者城市医生（city physician）。

15. 我在其他地方也论证过传统医学确实依靠过一种可视的、生理学的功效。因为传统医学利用了如催吐药和泻药等药物。在将人体带回到健康构成的生理学平衡上，这些药物有戏剧性、可视和可预见的效果。请参考：Rosenberg. The therapeutic revolution: medicine, meaning and social change in nineteenth-century America. Perspectives in Biology and Medicine, 1977 (20): 485-506。

16. 关于概要的讨论，请参考本书的第二章。

17. 这些成就同样也促成了一种修饰过的、引发人们兴趣的历史的产生。这种历史庆祝进步的、有科学根据的人体知识的出现以及科学圣人和殉道者（如牛顿、哈维、布鲁诺和伽利略）的成就。医学的异端派别通常利用同样的、真理受到迫害或者误解的叙事方式来渲染他们团体与某一受到迫害的正规医学的关系（顺势疗法叫正规的对抗疗法，含蓄地将他们比作争取独立的教派）。

18. 例如：Sharla M. Fett. Working cures: healing, health, and power on southern slave plantations. Chapel Hill: University of North Carolina Press, 2002。

19. 这里有一个悖论。外行人和医生对医学的理解有所重叠。这种重叠是有作用的，一方面它使病人理解医生的治疗，但是另一面不知不觉中破坏了医生与病人间的等级制度，从而使认证医生失去了特权。

20. 关于汤姆森主义和顺势疗法的研究，请参考：Alex Berman and Michael A. Flannery, America's Botanico-medical movements: Vox Popul. New York: Pharmaceutical Products Press, 2001; John S. Haller, Jr. The People's doctors: Samuel Thomson and the American botanical movement, 1790-1860. Carbondale: Southern Illinois University Press, 2000; Haller. Kindly medicine: physio-medicalism in America, 1836-1911. Kent, Ohio: Kent State University Press, 1997; Martin Kaufman. Homeopathy in America: the rise and fall of a medical heresy. Baltimore: Johns Hopkins University Press, 1971; Harris L. Coulter, Divided Legacy. The conflict between homeopathy and the American medical association: science and ethics in American medicine, 1800-1914 . Richmond, Calf: North Atlantic Books, 1973; Anne Taylor Kirschmann. A vital force: women in American homeopathy. New Brunswick, N.J.: Rutgers University Press, 2004; Naomi Rogers. An alternative path: the making and remaking of Hahnemann medical college and hospital of Philadelphia. New Brunswick, N.J.: Rutgers University Press, 1998. John Harley Warner. Medical sectarianism, therapeutic conflict, and the shaping of orthodox professional identity in Antebellum American Medicine.// William F. Bynum and Roy Porter. London: Croom Helm, 1987。

21. 或许还应该加上基督复临安息日会教派（Seventh-day Adventist denomination），因为在这个教派中治疗的功能扮演了重要的角色。请参考：Ronald L. Numbers. Prophetess of health: Ellen G. White and the origins of seventh-day adventist health reform. rev. ed. Knoxville: University of Tennessee Press, 1992 [1976]; 以及 Rennie B. Schoepflin. Christian science on trial: religious healing in America. Baltimore: Johns Hopkins University Press, 2003。

22. 考虑到会在经过认证的临床权威领域内制造出潜在的竞争对手，有些医生反对护士注册运动。

23. Samuel Baker. Physician licensing laws in the United States, 1865-1915. Journal of the History of Medicine, 1984,39: 173-197; 以及 Richard H. Shryock. Medical licensing in America, 1650-1965. Johns Hopkins Press, 1965。

24. 请参考本人的著作 The care of strangers: the rise of America's hospital system.

New York: Basic Books, 1987；Rosemary Stevens. In sickness and in wealth.New York: Basic Books, 1989。

25. 1914 年颁布的哈里森法案（Harrison Act）控制了镇静类药物的销售和使用，法案本身在医疗实践上是一个重大的改变，它赋予了医生自我管理的权利（允许注册医生在职业实践的过程中，本着良好的信念给病人开售麻醉品——译者注）。

26. 整骨医学院保留了它们的名字，在制定了更为标准的课程设置的同时，继续讲授它们自己的治疗方法。Norman Gevitz. The DOs: osteopathic medicine in America. 2nd ed. Baltimore: Johns Hopkins University Press, 2004。

27. Norman Gevitz. The Chiropractors and the AMA: reflections on the history of the consultation clause. Perspectives in Biology and Medicine 1989, 32: 281-99。James Whorton 指出美国国会曾拨出两百万美元的专款用于调查脊椎指压疗法的"科学基础"，就在同一年，医疗照顾制度（Medicare）可以用于支付该疗法费用的申请被批准。还可参考：Steven C. Martin. The only true scientific method of healing chiropractic and American Science, 1895-1990. Isis 1994, 85: 206-27。

28. Rosemary A. Stevens. Medical specialization as american health policy: interweaving public and private roles //Rosemary A. Stevens, Charles E. Rosenberg, and Lawton R. Burns. History and health policy in the United States: putting the past back New Brunswick, N.J.: Rutgers University Press, 2006, 49-79; Stevens. American medicine and the public interest. rev. ed. Berkeley: University of California Press, 1998 [1971]; George Weisz, Divide and Conquer: A comparative history of medical specialization. Oxford: Oxford University Press, 2005。

29. 我指的是 20 世纪 30 年代建立的蓝十字医疗保险（Blue Cross）和蓝盾医疗保险（Blue Shield），以及 1965 年以后出现的医疗援助制度（Medicaid）和医疗照顾制度。

30. 请参考：Michael S. Goldstein. The persistence and resurgence of medical pluralism. Journal of Health Politics, Policy, and Law, 2004. 29: 925-945。牙科医生、开业护士以及足科医师亦提出了他们有照顾病人和治疗主要疾病的权力。

31. 请 参 考：Louis S. Reed. Midwives, chiropodists, and optometrists: their role in Medical Care. Chicago: University of Chicago Press, 1932; The healing cults: a study of sectarian medical practice: its extent, causes, and control Chicago: University of Chicago Press, 1932. Reed 的研究成果成为了医疗服务费用研究

委员会第 15 次和第 16 次报告的一部分。与之形成对比的是：Edward J. G.
Beardsley. Why the public consult the pseudo medical cults. Journal of the Medical
Society of New Jersey ,1924 (21): 275-281。他在文章的第 281 页说道："医学的
异端邪教一直以这样或那样的形式存在着，或许它们会一直存在下去。作为
专业人员，我们需要确保它们不能以抗议我们无法满足公众需求（身体上的
和精神上的）的形式存在。" 20 世纪 90 年代关于对替代医学支持程度的研究，
即使是在有经验的临床医生身上也引出了类似的的惊奇。

32. Robert A. Aronowitz. Do not delay: breastc ancer and time, 1900-1970. Milbank
     Quarterly, 2001, 79: 355-386。

33. American Medical Association. Department of investigation, chiropractic: the
     unscientific cult Chicago: AMA, 1966, 3。"自 1895 年脊椎指压疗法出现以后，
     科学医学界就一直警告公众，将人类健康托付给这些异端从业人员是危险
     的。" 在 20 世纪大部分时间里，脊椎指压疗法一直是美国医学会打击庸医骗
     术委员会的主要攻击目标。

34. Ted J. Kaptchuk, David M. Eisenberg. Varieties of Healing. Ⅰ. Medical Pluralism
     in the United States. Annals of Internal Medicine, August, 2001, 193。类似的评
     论参考 Robert D. Johnston 为 Politics of Healing（第二页）所写的介绍，"医
     学模式的认识论合法性的信念是陈旧的，以此来驱逐替代医学，再也行不通
     了。我们也不能想当然地以为，非正统医学的边缘性就如同它们过去以用进
     废退的稀奇事持续的存在，如同从架子上拿下来的奇物，或者是自然历史博
     物馆里的展品。"

35. "没有替代医学这样一个东西，" 美国医学会的主席向《纽约时报》解释道：
     "只有经过科学验证的、证据支持的、数据可靠的的医学和未经证实的、科
     学证据不存在的医学"。引自 J. Howard Hill. Letter to the editor，February 11,
     2006。

36. 如需了解医学学术界各种各样的态度，参考：Mary Hager, ed. Education of
     health professionals in complementary/alternative medicine. New York: Josiah
     Macy Jr. Foundation, 2001。

37. Stefan Timmermans and Marc Berg. The gold standard: the challenge of evidence-
     based medicine and standardization in health care. philadelphia: Temple University
     Press, 2003; Marc Berg. Rationalizing medical work: decision-support techniques
     and medical practices. Cambridge, Mass.: MIT Press, 1997。进步迅速的技术提
     高了人们对医学治疗能力的期望，提高了医疗费用，具有讽刺意味的是，这
     也提高了医生控制医疗成本的压力。

38. 20 世纪晚期，现代医学日常临床实践的武断及其地域和专业差异已被普遍承认，但是丝毫没有减少它的权威性。事实上，内部改革的努力，比如循证医学的流行，可以被解释为维护医学的疗效、合法性和确定科学医学与在认识论上不受尊重的非科学医学之间的边界。

39. 或许有人会将打捞出某种草药的、非西方的文化中跟找到链霉素的泥土作对比。非西方文化是来源而非反应物。

40. Erik Stokstad. Stephen Straus's impossible job. Science, 2000, June 2: 288-1569。

41. 比如，几年前世界卫生组织开始了一项关于非西方疗法的研究。"Ossy Kasilo 医生是研究小组中非洲药物的专家，他说他的第一项任务就是编制详细目录，然后研究药物哪些有效，哪些无效"。引自：Donald G. McNeil Jr..With Folk medicine on rise, health group is monitoring. New York Times, May 17, 2002。

42. 即使是在那些使用替代疗法的医生中，仅有少数人报道他们主要依靠替代医学治疗。比如，Astin. Why patients use alternative medicine. 1548。此项研究发现仅有 4.4% 的病人属于这个范围。

43. 有一个反常的情况值得注意。在某种程度上，人口统计学和流行病学上的转变使寿命延长（从而造成了更为沉重的慢性疾病负担），这是医学和公共卫生，同时还有技术进步和经济的增长合力造成的结果。无论历史学家和人口统计学家如何争论应该赋予上述改变发病率和死亡率的变量多大的权重，大部分的普通人（以及医生）认为科学医学的进步在其中起到了关键作用。这一被广泛认同的、关于医学技术的期待并不意味着，当病人受疼痛折磨或生物医学无能为力的时候，对医疗服务不满意的病人不会去寻求其他疗法的帮助。

44. Anne Fadiman. The spirit catches you and you fall down: a Hmong child, her American doctors, and the collision of two cultures. New York: Farrar, Straus & Giroux, 1997。

45. Henry Maudsley, Body and mind: an inquiry into their connection and mutual influence, specially in reference to mental disorder. New York: D. Appleton, 1871, 39-40。

46. 或许这其中最有影响力的要算禁酒运动了，这是一项既是医学又是道德的改革运动。

47. 以社会学和文化学为视角进行的批评既是启迪的又是反对的。他们对主流医学的实践和优先考虑的事情的忽视多于批评。

48. 对于比较历史学分析和比较社会学分析来说，这也是一个机会。即使在西方社会的内部，民族史也创造了替代医学与生物医学之间各种各样的关系。参见：Matthew Ramsey's helpful study in "Alternative medicine in modern france,"

Medical History 1999, 43: 286-322; Lynn Payer. Medicine and culture: varieties of treatment in the United States, England, West Germany, and France. New York: Henry Holt, 1988。

49. 一个几年前报道过的研究总是能给我的学生留下深刻的印象。该研究展示了广泛使用的关节内镜手术在减少疼痛和骨关节炎导致的无法移动上，并不比外科医生假装给病人做的手术来得有效。参见：Gina Kolata. Arthritis surgery in ailing knees is cited as Sham. New York Times, July 11, 2002。请读者注意我使用"安慰剂"（placebo）这一术语来代替诊断和治疗行为的精神和社会心理疗效的集合。参见：Anne Harrington, ed. The placebo effect: an interdisciplinary exploration. Cambridge: Harvard University Press, 1997，特别是 Howard Brody 的 "The doctor as therapeutic agent: a placebo effect research agenda. 77-92。

50. Ted J. Kaptchuk, Letter to the editor. Annals of Internal Medicine，2000 (132)：675。与之形成对比的是：Ted J. Kaptchuk, David Eisenberg. The persuasive appeals of alternative medicine. Annals of Internal Medicine, 1998 (129): 1064。后一篇文献同样强调了主流医学与替代医学相互重叠的方法。

51. 我在其他地方已论证过西方传统疗法的有效性。在社会意义上，催泻疗法、放血疗法及其他疗法是有效的，据推测在生理学上也是有效的。参考第 15 条引文以及：John Harley Warner. The therapeutic perspective: medical practice, knowledge, and identity in America, 1820-1885. Princeton N.J.: Princeton University Press, 1997。

52. "我个人与西方文化的关系并不能使我给予其他形式的文化同样的价值"参见：Owswei Temkin. Double face of janus and other essays in the history of medicine. Baltimore: Johns Hopkins University Press, 1977, 16。近年来，我吃惊地发现有人利用随机对照试验这样一种验证工具去研究祈祷疗法的有效性。契约的规定将会限制人们暗示无限强大和全知的神，除了这一教义上的问题外，还有一个限定有效性的不可约的问题。祈祷让人去思考疾病的意义和人类在随机世界中的位置，用以度量精神公正的利益的单位是什么呢？

8

20世纪医学中的整体论：总是对立的

对于那些想要理解 20 世纪医学的人来说，整体论是难以捉摸且必不可少的术语。整体论就像盘旋在机场上空的浓雾一样持续存在，甚至有时有很大的危险，但是却很难将其驱除掉。虽然整体论质疑医学的精准定义，但是以历史的眼光来看，它却代表着人们的一种真实情感。有人将这些类似的术语考虑为一种共和主义、自由主义和浪漫主义，在医学领域里则说成是一种生机论或还原论。像所有的这些共鸣一样，躯体及社会的整体性概念是一种普遍存在的，但是却很模糊的一种术语。这些整体性概念形成了一种重要的历史现象。因为在过去，某些特殊人物接受了关于自然、社会的包容性及整合性的假设，并引用这些假设来判断人们思考和感觉这个世界的方式，这个世界是怎么样的或者应该是什么样。

细心的读者会发现，到目前为止，我还没有试着去定义这个难以捉摸的主题。应该指出，大多数医生和社会思想家提出了整体论观点，但却从来没用使用过这个术语。事实上，"整体论"是 20 世纪的一个新名词，在第 1 版《牛津字典》（*Oxford English Dictionary*）里都找不到这个词[1]。而且大多数情况下，有理论体系的思想家并不使用这个词，只是一些稍微对哲学有点兴趣的人常用它，而且他们使用"整体论"这个词时通常是很含蓄和有争议的。然而，不管怎么说，要定义这个词是很难的。因为

20世纪的医学整体论主要是以机械论为导向的还原论来理解而不是按照它本身的性质来理解，而这种还原论已经逐渐成为了过去一个世纪西方医学的特征。

整体性思维从广为接受且有强大影响的医学进步观的相反立场上勾勒了它的道德边界、智识内容和社交适用场合。在生物医学沾沾自喜之时，整体论就像一个幽灵一样警示着：医学进步在给人们带来好处的同时也带来了巨大的花费。在反对官僚化、专业化、碎片化以及决定论（这种决定论逐渐在20世纪医学中占支配地位）方面，整体论思想已经寻找到了它们的社会意义。从另一方面而言，医学整体论意味着强调包容和整合，强调模式和相互依存，以及对健康或疾病个体管理机制的一种鄙视，这种机制在阐述说明时理由很充足，而在实际操作时却不是那么回事。

当然，整体论的中心组成部分有更久远的历史，而且在这个历史中包容与整合的概念并不总是扮演着对立的角色。整体论是对19世纪中期之前2000多年的重要的、毋庸置疑的医学世界观的一种公平的描述。在这段时期，医学已经在一个聚集着各种观点和包含着各种变化的观念世界中形成了。但是在20世纪，整体整合的概念已经与传统的以及近代早期的整体性概念不同了。因为从一个地方到另一个地方，从一个时代到另一个时代，其含义以及其中的一些细节变化很大，所以解释方案也有必要因境而异。即使有人指出，1800年蒙彼利埃的活力论与19世纪30年代的临床整体论貌似有形式或内容上的连贯性，但是它们不可能是一样的了[2]，因为我们对身体的理解已经发生了太大的变化。

19世纪中期，至少有一些机械导向的还原论倡导者已经开始质疑传统的生机整体和生物的神秘特殊性[3]。在随后的时间里，这种反活力论更为盛行。在19世纪晚期和20世纪早期，通过实验室取得的自信以及实验结果在医学界变得不可动摇，还原论者的价值观和假设变得逐渐盛行和不容置疑，几乎到了不言而喻的地步。事实上，他们认为这只不过是随着基础知识的稳定增长而出现的一种必然结果。对细胞水平的关注越来越强烈以及对身体生化过程和生理功能理解的不断增长，预示着对组成生命的最详尽和最基础的机制的最终洞察。对有机体的统一、整合和相互依赖的传统强调在不经改善的情况下已经不能再采用[4]。尽管有些医生或生物学家依然一直或者有时坚守这一观点[5]。

关于身体、医学以及社会进化的整合观念与日益强劲的对手相比，需要定义和阐明一种更为盛行的反对整体性概念的观点。例如，病原学说吸引了一群热情和不加批判的支持者，他们对整体性观念持怀疑的反对态度。表达和合理化这种怀疑的正式内容，即强调易感性和环境的作用，这种怀疑不是新的而是一种自觉的反对和一种防护性的声音[6]。

我们正在描述的不仅是一个抽象的学术上的争论，而且是在具体政策和特殊职业选择中的一系列相关选择。在 20 世纪的医学中，对整体价值观的祈求暗示了一种极端的二律背反：临床相对于实验室，艺术相对于科学，病人作为社会成员和个体相对于病人是一个由不同零件组成的机器。

对于这种认知世界的整体论方式所起的对立作用，很难只是从医学的视角来理解。医学的发展是一种高度专业化、精细建制化、非人格化的，与官僚的体系相平行，而且在一定程度上构成了社会形式和社会价值的更一般的转变。医学不仅是 20 世纪高度制度化和客观的社会系统的一个组成部分，而且可以作为对一种系统的概念性和批评性的隐喻工具。这种系统是精细的技术上的、官僚的和去人性化的社会宏观世界中的一种特殊的微观缩影。

在过去的一个世纪里，整体论的概念已经反映和表达了人们对现代和后现代社会的结构与价值的广泛焦虑。我们都熟悉这些碎片化的、疏远的，以及以市场为导向的社会关系的还原论，或者说是由于自由的个人主义所培育出来的物质与精神的分离的悲哀。不论左派还是右派，他们都同意这个观点：事物已陷入分离状态。然而，人们如何重建一个更为紧密而少疏远的社会？相关学者已经再次呼吁需要制定政策来重建社会联系——或许是一个具有特征的更为简单的有机社会。通过批评家和评论者对社会联通性的必要援引，相应的，在医学上，人们也强调把身体作为一个整体来看待，把病人作为一个完整的人来对待，这是非常有必要的。[7]

四种整体论

整体论可能是一种太普遍的术语以至于并不完全有用，它包括多种类型，强调这些类型能够并且应该将它们区分开来。我认为可以分为四种类型，包括历史的、有机的、生态的和世界观的整体论。很显然，这样抽象的分类有一些人为的因素在里面。他们从来没有在智识上始终如一，也没有自觉地去维持同样的立场，而是有倾向性、有重点、有一系列争论。这些倾向性、重点和争论由道德和社会事务构成的和形式上的逻辑要求构成的一样多。各种整体论是在特定的历史人物影响下形成的，形式通常是多变、重叠的。每一种争论的形式总是将特定个体的思想和一种或多种其他的强调联系在一起。尽管如此，描述这些整体论的不同类型，并将整体论按照还原论和抽象的分析方法来处置颇具讽刺意味。也就是说分析部分是为了更好地理解整体，这是非常重要的。这是一个在整体性观念已经很清楚地表达的社会背景下的简单列举。最后，还有一个关于当代趋势变化的讨论。有人指出整体论和还原论之间的矛盾已经趋于缓解，而另一些人则认为完全相反。

历史整体论

历史整体论有两种不同的形式。第一种可以称为元历史的整体论。在这种整体论中，关于健康和疾病是按照人类很久远的生物学历程的观点来看待的。这种整体论是地质时代的关于人体的整体论。在那个时期，关于疾病的预防和发病机制来源于对于史前生物学和社会发展得出来的一些推测性的经验模式的总结。在过去的世纪里，摄生法和行为的方方面面都是按照物种起源的连贯性来解释的，比如，先有狩猎者，后有农耕者。19世纪后半叶对达尔文观点的明确认可仅仅使这种假设看似无疑问的性质得以强调和复兴，这是早期关于简单生命体的身体或道德优势的原始假设。例如，人类的牙齿、胃和小肠并不是为逐渐形成习惯于软食、调味品和非必需的丰富膳食的文明人设计的。衰弱的"过于文明"的女性不习惯平时强烈的体力活动，她们在经历自然分娩的过程中很容易出现疼痛和死亡，而在文明时期的更早阶段和更原始环境中的女性也会偶尔碰到这种问题。换句话说，进化论为更古老的文明确定性提供了引人注目的理由。它将生命体置于一个出众的、价值确定的框架中。当生命体死亡后，关于其生前的道德和生理上的经验就可以被人们描述出来。一点都不奇怪，在19世纪晚期和20世纪，人们不断地对疾病与免疫的进化生物学表现出兴趣（也有通过长期不懈的努力来连接和结合文化和生物的各自变化模式）。大多数这样将健康和疾病置于进化论的背景中的努力并不意味着对机械论的无条件拒绝，在有些情况下正好相反，成了将机械论置于一个更大的整体论框架之中的努力[8]。

类似的论辩和修辞策略可以用来解释身体与道德衰弱之间的联系，

这种衰弱是在西方社会发展的过程中产生的，而西方社会的发展只有一个简短的书面历史，我倾向于称这种策略为"我们丧失了整体论的世界"[9]。传统村落社会的假设的特性和价值一再地为机构服务，即被迫成了一个为道德和身体健康的政治机构服务的模型。毫不奇怪，久坐不动者、学者、焦虑者、富足者们的"文明病"成为从18世纪到19世纪晚期和20世纪的医学作家很关心的话题[10]。

第二种是历史决定论，特别是在医疗情境下整体论的观点常被采用：西方医学中最古老的、最受尊重的智识传统的修辞安排。这种策略经常被称为19、20世纪的新希波克拉底主义的医生和历史学家采用。它们涉及了一种彰显医学思想的有声望的传统。这种思想以个体的生理学独特性、对健康和疾病总的兼收并蓄、包容一切的理解为中心[11]。这种传统也可以用于整体论的其他方面：希波克拉底文集中题为"空气、水和地点"概括了折中的环境决定论。最终，个人的、环境的和古典传统的总和都延续了下来。个体疾病，尤其是慢性病，可以理解为是多种致病因子长期积累的结果，然而流行性疾病可以看作是特定环境与极其易感个体之间相互作用的结果。这种解释传统似乎稳固地植根于古典时代的文本和教学中，事实上则提供了一个有价值和有声望的过去。这种过去可以通过个体对还原论医学的临床或公共政策的不满而被强有力地唤醒。对于总是被实验室、专家的诊断和治疗主张所困住的临床医生而言，这些主张强调医生和病人多方面联系的合理性。对于那些关心公众健康的人而言，这种主张偏向于一种对环境积极和折中的关照。

有机整体论

如果说历史整体论是从时间角度关注于身体的概念，那么有机整体论更倾向于将身体按照功能整体来理解。这种整体论类型也说明了其他并不总是有意识的智识连续体的例子：关于活力论和来自设计的争论。在 20 世纪以前，身体被看作是一个统一的、相互合作的系统。这个系统是一个由无数机器构成的整体，身体利用但又超越了这些机器。换句话说，身体是一个比它本身的组成部分更大的系统。几个世纪的医生、哲学家和教师假设了这种思考生物的方式，而且这种方法还用于论证造物主对人的设计。这种组织方式的世俗观点在 19 世纪仍然很流行[12]。关于生命不能分解为可以分解的生物化学和生物物理学机制的争论继续存在。有一种固有的几近神秘的说法——"躯体的智慧"承认了躯体的整体性功能[13]。

虽然这些问题有明显的神学和哲学共鸣，但是从临床医生的观点看来，躯体履行着更为平常的功能。像已经讨论的那样，这种整体的观念，通过加强医生处理病人提出的独特问题的能力而有助于加强医生的社会逻辑[14]。整体论与临床相关的关键在于病人的生物学特性。在对待身体及其社会功能上，传统观念的包容性和附加性一直为临床医生强调关系连续体做辩护，而且连续体意指追踪病人身体和所处的环境之间的相互作用。只有在一个稳定的医患关系下，这种理解和观察才有可能积累起来。

到了 19 世纪晚期，临床医生仍然对细菌学理论的充分性持有怀疑的态度。即使有人承认某种特定的微生物是某种感染性疾病的必要因素，但是这种微生物不一定是充分因素。真正碰到一个特殊病原时很容易就把它当作唯一致病原，而在事实上，是否发生疾病是多种因素相互作用的结果[15]。这是一种自然而然的想法。大多数 19 世纪晚期的临床医生一直相信易感性和耐受性的传统观念就应该是那样，例如，频繁引用种子和土壤的比喻来解释经久不消的不同易感性问题[16]。疾病和治疗必然是有个体差异的，然而关注特异性可以作为在一个折中的、整体的和存在潜在变化的宇宙中解释疾病和健康发生的合理理由[17]。即特质性和整体性在逻辑上和语言上是相关联的。生活累积事件的病因叙事——关联到个人史的特殊性——是对抗日益增加的占统治地位还原论医学的一个天然资源[18]。病人依旧是一个个体，从某种程度上说，医生仍旧是一个人道主义者，是智慧和见解的来源，而不仅是实验室检查结果的提供者。

在临床思维商议与公开陈述中，这种核心二分法是一个颇为熟悉而又复杂矛盾的例子：是把一个病人作为一个整体来看待，还是把病人当作一种疾病或器官来看待，这两者之间存在分歧。这些两极化的医疗现象表达出一个僵硬的、说教的信息，人们常把明智的临床医生与思维狭窄的专家形象并列在一起，暗示由思维狭隘专家统治的系统不可避免地是一种碎片化的保健。自从 19 世纪末期以来，这种强烈的对比和充满情感的理想类型已经成为社会评论的老生常谈，总是被常规、重复地引用着。

生态整体论

如果说有机整体论认为身体是随时间而变化的有机体，那么生态整体论则关注在特定的社会和自然环境中的身体。这与公共健康的倡导者们一直持有的一种观念不谋而合，我们称之为"社会医学"[19]。个人的健康是来自于人与经济社会以及自然环境的恰当的和谐，而社会的健康则是道德与经济社会以及自然环境的和谐，这是核心论点[20]。对于社会医学倡导者来说，应将疾病和健康放在同等重要的位置上。

从 18 世纪折中的环境保护论到 20 世纪的社会医学，西医一直受到传统的病原学思想相当大的影响。形形色色的思想家和争论者诸如 Rodolf Virchow、Friedrich Engels、Henry Sigerist、Thomas McKeown 都认为社会和物质环境是疾病的一种原因。一些疾病的发生是由于机体内部出了故障。还有许多是体质性的疾病，比如衰老及其伴随的疾病。但是还有很多疾病是由社会决定的，它们因环境的改变而产生，而这种环境改变是人类社会可以控制和逆转的。了解了这一点，我们就不必惊讶在 19 世纪和 20 世纪早期公共健康的改革家们特别强调的那些危险因素，诸如城市和工业的衍生物——水体污染、废物丢弃、通风不良、食品污染以及恶劣的生产和生活条件 [21]。

这种对社会和物质环境的担忧，也就是我提到的"生态整体论"，与"有机整体论"其实并没有逻辑上的不一致。它们只不过是由处理不同社会事务的不同个体分别倡导的。社会医学重点强调把个体放在社会整体中去对待，而不是在特定的某个病人和医生之间进行交流。同样地，"生态整体论"和"历史整体论"的倡导者们也是这种状况 [22]。再者，医生和政治评论家在关注个体和他的功能（有机整体论的范畴）的同时也关注个体发挥功能所处的环境。在前景与背景，偶然的认可与习惯性的倾向之间来看待问题是极其不同的。生态整体论者与有机整体论者考虑问题的重点有很大的不同。对于社会活动家和倡导者来说，逻辑的一致性远没有对关键问题的看法得到社会认可来得重要。

世界观整体论

在这种形式的整体论里身体扮演了一个不同的角色。它是隐喻和价值的源泉——一个思考社会概况以及健康与疾病的社会地位的工具。当它被扩大到更大的社会群体时，就有必要整体考虑身体和疾病隐喻了，因为它们把社会当成一个联合的整体——一个完整的、各部分互相联系的整体，一个显而易见的实体。这种思想反过来看也同样有效。社会的状态对人身体的疾病也有影响。社会本身就可以导致疾病，于是可以推导出，在社会出现普遍的"全身不适"时，可以将公民看成其"指示剂"。不管从哪方面来看，把身体比喻成社会或者把社会比喻成身体，都能够说明这种关系可以合情合理地开展文化批评。

对现代医学的批评可以引发对身体的还原论生物病理学解释与失范的现代性之间的并行论。后者产生并构成了其自身的精神疾病。价值和制度的分崩离析带来了这样的问题：身体成为了器官和疾病的分类，而医学则成为了程序、市场交易、专科和医院。价值和功能的整体观很好地适应了这种元叙事，这是由现代社会和它的费用所导演的一出戏。反现代主义的主要论调仍然是医学中世界观整体论的一种无处不在的重要表达。

但是整体论在很多其他方面也适用于思考社会和医学。世界观整体论可以提供一个价值负载的框架。在这个框架下，"还原论医学"的成就显得不甚重要甚至虚幻。这种框架可以形式各异，但有一点是相同的，那就是追求卓越。以 Ivan Illich 的观念来看，比如说，疼痛的价值、对死亡的接受，在一个永恒的框架中对物质和时间的控制能力，仍然保持着中心性。在实验科学家 Rene Dubos 的世俗道德哲学中，引用了一个似乎失望但有可比性的例子：医学能够征服疾病的期望是一个诱人的"海市蜃楼"，是在大的生物进化和适应的背景下的幻影。我称 Iuich 和 Dubos 的共同点为"世界观整体论"。他们认为从还原论医学的物质成就得出的智力和道德的论点是暂时和肤浅的。还原医学论者的自信可以被看作是骄傲自大，是一种以杀鸡取卵的短见[23]。

显然，在面对当代西方医疗保健体制和科技成就大显身手之时，世界观整体论常遭到反对是不足为奇的[24]。现实的医学**是**一种过度自信和缺乏反省的技术医学，通常与之相比较的是：医学**应该**对情感需求、生物个体、特定的人生活的社会环境等作出回应。

如果内在需求、性质以及其中隐含的人权可以用来证明理想的卫生保健体系的一系列明确的目标是有道理的，那么身体的形象可以使得一个更大社会中的道德和组织模型变得合理化。社会与个体都需要平衡和协调，这种平衡为社会评论和批评提供了强有力的回应框架。比如，有人立刻会想到国家社会主义者意识形态下捏造的社会病理学说，认为犹太人是感染其他健康的社会个体的病原，但是这个经常被引用的例子只不过是慢性意识形态的急性反应的表现。在西方社会的社会话语中用健康和疾病来隐喻是很常见的（就像用疾病隐喻精神不良状态、灵魂的疾病以及躯体的政治隐喻也已经沿用了上百年）。也有人会想到在许多社会中用优生学包装的种族灭绝和种族退化政策，它们将生物政策看作是增强国力的关键，这种观念植根于每一个在道德上效忠的公民心中[25]。我们都知道，在文化和政治话语的表述中，作为一种修辞资源的身体的整体观有着经久不衰的历史。

定位医学整体论

迄今我一直在寻找将 20 世纪医学中的整体论的主要类型加以分类的方法。任何一个熟悉 20 世纪医学文献的人都会承认，这些论点被广泛的、重复的、以多种形式和多种目的地使用过。但是是谁在用呢？哪些个人和团体发现这些概念是可信的而且有用的，而他们又最喜欢在哪些环境下使用呢？

表达这些思想的人的社会地位是一条线索。这并不意味着遵循历史学家的还原论的特别说明：机械地将特定的思想和特定的社会利益联系在一起，然后再以点的形式连接。观念不会减少其自身所青睐的仪器功能和社会定位。许多因素相互作用，形成了与整体论观念一致的特定个体，而且其中的一个因素很显然是个体性的、特质的。另一个因素是社会定位，事实上，20 世纪的医学文本中至少有一半通常采用这些观点[26]。

一条线索是高级会诊医生和教师中的精英。在这个阶层中，临床整体论吸引了一批健谈的拥护者。在 20 世纪的前 30 年，许多优秀的医生为他们所见到的狭隘的专业化趋势而感到失望。随着专科分类的发展，人们盲目地追随实验室的检查结果而忽略了床边关怀。按照这种论据，诊断必须建立在整体病人所提供的所有信息的基础之上的观点看起来已经过时了[27]。没有任何实验室的报告可以取代由于长期的医患关系而建立起来的特有的和多方面的理解。在医生行医过程的中心，必须保持神秘的两重性医学需要对特异性的体质有清楚的了解。即便现代医学是建立在数据、技术和以科学为导向的基础上，但是临床医生的直觉的、包容性的方法不能也不应该为实验室的那些蛮横的、一维的而且还总是有误导的结果所替代。恰恰相反，这种精英的思考方式并不意味着是对科学全盘的拒绝。事实上，人们描述的理想的临床医生的特征包括了科学的准确性、绅士的敏感性以及以病人为导向的社会理解。医生与病人之间的关系应该是一种双方的关系而不是单向活动的总和。

对于优秀的咨询医生的社会身份而言，通过多年积累的经验而变得敏锐的临床直觉在传统上构成了其主要特性和合法身份。人文主义的知识，如同临床智慧一样，在历史上与医生的地位密切关联：对历史、古典和珍稀书籍的兴趣是绅士医生社会自我认同的约定俗成的一部分。这是一种可靠的内在智慧的外在表现[28]。即便取得的地位再高，或者学问和论文再多，也不可能取代这些不可名状的气质[29]。

然而，在20世纪，这种绅士取向已经变得很少见。对临床特质的敏感性已经逐渐被不断积累的专业化的诊疗技术所取代。而且，这种情况与对科学的理解联系在一起。这种科学的理解包括对技术流程的精通程度，以及在医院学校所处的地位。医院变成了医学治疗的主要场所，而他们的检验科和影像科则成了诊断的最终仲裁者。

整体论对这些发展所作出的回应不是终结而是一种适应。虽然那些老一代有教养的顾问医生不再占据优势地位，但是他们的许多论点依然得到医学界和社会科学领域诸多批判家的采用与翻新。实际上，有些专科医生由于自身也担心过度的再分科和流程化导向的医学占据支配地位，从而促使他们采用这些观点。新的整体论以一种变化了的方式重申了强调包容与整合的临床敏感性，依据所持的整体论清楚地表达了对当代还原论、没有人情味以及过于精细分科的批评。George Engel 的"生物—心理—社会医学模式"已是美国的临床医生所熟知的例子[30]，不过20世纪晚期的医学生还了解许多其他改革家的策略。例如，病痛与疾病的区别，强调将病人看作一个家庭成员，甚至医学院校人文学和生命伦理学课程的出现，都唤回了传统的包容性的整体论，并对其有所重新改造[31]。这些主张质疑片面的、还原论的、程序导向的医学的权力与效率构成了一种分析和修辞策略，不管强调的是什么内容。

　　整体性思想在20世纪的护理学领域更占优势。事实上，自从 Florence Nightingale 时代开始，健康、康复和疾病的整体性思想已经成为护理自身定义的中心。如同俗语所说：医生治疗（cure），护士照料（care）。护理工作总是包含了对病人环境的综合且多维度的理解，包括情绪上的和生理上的，无论是在诊所还是在医院或家里。在某种程度上，护理职业对整体性思维的认可是该职业中最重要的观念传统。护理的定义是致力于整个病人，致力于照料而不是治疗，致力于以整个人而不是某种疾病或某个器官，这些表达在关于护理的社会角色和身份的纲领性文件中处处可见。

　　然而，在护理专业内，整体论的意义与医生使用的整体论意义确有不同。它传达了一种地位特殊性的意义，反映了护理的构架——与医学相联系但是处于从属地位[32]。像我们所见的一样，因为护理整体论的表达，与其专业地位和临床场景相关联。从定义而言，护理不是医学，因此，整体护理的主张是：定义护理与医学的关系的一种方式以及关于临床目的和临床实践的一种陈述。护理整体论的意义和专业内容与临床整体论是非常不同的，临床上的整体论通常是阐述对非人格化和专科化还原论者医学的临床批评。

社会精神病学和身心医学倡导者所表述的整体论可以说是 20 世纪的反还原论的另一个来源。心身整体论的倡导者有很多，包括心理学家、社会科学家、精神病学家和公共卫生工作者。这些群体通常都对随时间变化的系统和过程以及情感和躯体之间的联系感兴趣[33]。精神病学的整体论强调身心关系，包括内环境与外环境之间、家庭的微观环境与社会的宏观环境之间、生理与心理之间的相互作用。这种自称为 20 世纪中期的心身运动在心身整体论的表达中起了极为突出的作用。这种整体论在疾病多因素的模型中还加入了情感和文化因素[34]。强调群体、社会和政治环境的社会精神病学可以从历史上和政治上看作是与生态整体论相关联的，这两者都强调特定环境中的致病因素。

当然，对于普通百姓而言，医学整体论对于各种非主流的、"反正统的"保健体系显示出逻辑上的独特魅力。这些保健系统大多是由平衡健康和饮食的古老信念发展而来的。从 19 世纪到现在，非正统医生一直强调医学整体论的许多重要内容。例如，在水疗法及随后的自然疗法、顺势疗法，以及许多亚洲的保健体系前现代的西方医学，都强调饮食、环境和摄生法。他们强调身体健康是生活方式和环境相互作用的共同结果，并且觉得这种想法很合理[35]。这种替代医疗体系的特有的智识史不断地阐释了文化韧性和整体性观点的解释功效以及他们广泛的文化交流。

无疑，整体性观念也与公共卫生和社会医学倡导者志趣相投。例如，有人认为医生的社会责任、城市公共医疗的提倡、教育和药物康复都可作为与艾滋病做斗争的资源。在更古老的社会医学传统中，医生也将社会和政治环境作为一种潜在的致病原因。按照下面的观点，应当拓展医学的适当作用，即不仅是对特定疾病过程或创伤的干预，也不能将患病认为是由具体的生物病理学机制来构成和定义。社会医学的责任也不能仅限于劝诫和要求个体去改变他们的生活方式。如果社会可以预防疾病，那么作为一个集体，它应该阐述社会文化认知和基本的社会、经济关系，在他们相互作用的过程中，这些基本的现实有助于形成有机体的生物环境，正如他们形成自己的社会环境一样[36]。

在过去的 1/4 个世纪里，人们对还原论医学造成的道德、情感以及经济花费的担忧在不断增长。一个回应就是一门新的学科——生命伦理学诞生了；另一个回应是，20 世纪中期以来，一些自命为医学教育改革者的纲领性文件已猛烈抨击了由狭隘的技术主题所统领的课程设置。换句话说，已经出现了许多批评，提出医学必须超越技术所认为的能做什么就应该做什么的特质——必须改变从技术上界定卫生保健，而不去解释被广泛关注的社会、道德和经济意义的狭隘视野[37]。

新整体论

20 世纪已经见证了医学中一个看似值得赞美而且不可动摇的实验室成就的记录。偶尔的不安，如 1918 年流感的流行、"反应停"事件或艾滋病所引起的也仅仅是瞬间的不安。因此，1930 年世界范围内的大萧条以另一种方式凸显了医学技术能力和不公平地获得使用治疗资源之间的不平等。但是对于许多普通百姓及医生而言，20 世纪的医学史大体上是关于对身体日益深入的掌握以及在临床中理解和干预各种疾病的能力日益增加的线性叙述。

事实上，在 20 世纪中期，人们在获得治疗能力方面好像迈出了显著的一步。抗生素、可的松、战伤外科、创伤管理似乎都预示着形成了一种更为有效的医学——一个基于理解和操控具体的生物学机制的能力的医学。尽管如此[38]，在 20 世纪末，许多医生和社会评论家表达了应重新考虑整体观念，质疑占统治地位的还原论及以急性治疗为导向的医学鼓吹者的乐观想法。这种保守的观点虽然很难普及和持续，但是在很多兼收并蓄的语境中已表明了自己的观点。

这种觉醒的来源是显而易见的。或许，最基本原则的来源是人口统计学的不争事实，是"实验室的奇迹"已经改变了人类生物学的限度；对传染病的征服只是增加了老龄化和慢性病的负担。正如 20 世纪 20 年代以来，依据人口统计学的规划者所警告的，寿命的增加和慢性病的流行暗示着社会资源要从面向治疗和管理转向对病人的多维度考虑，把病人看作一个完整的人，包括考虑他的社会、经济和情感状态。21 世纪早期的临床整体论是对这种社会现实的一种充分认可和表述。这种片面的、机械论导向的医疗实践形式变得越来越单一化，如同无法应付经费问题一样，也没有考虑到生命质量的问题。就像生命本身一样，慢性病表现出持续的、不可预测的、多方面的需求。在列举了这么多是为了管理而不是治疗病人的需要的例子后，应将医学目的置于一个整体性的多维度的框架中。疼痛和伤残提出了情感、社会以及经济和生理方面的问题。那种单纯的、片面的、从技术上定义的解决问题的幻想逐渐变得不可行了[39]。

此外，在 20 世纪末，一种新的病理学现象强调了折中和包容的流行病学的连续相关性。本文中提到的艾滋病或许最明显地强调了这种方式。文化价值塑造了我们对该病的反应——从某种意义上讲，是社会污名化。或许不太明显的是，艾滋病短暂的历史使我们意识到，现代实验室解释病理学机制的能力已经讽刺性地转向了对疾病起源的理解，而关于疾病的起源则是需要从生物、生态和文化的多方面因素间错综复杂的关系中来理解的。根据推测，艾滋病的病因是与经济变化、自然地理、生态和许多动物物种本身的自然发展过程有关的（是寄生虫专家和流行病学家长期观察的结果，而不是临床医生和健康规划者）。事实上，这种看法已经很流行，虽然在描述细节上尚不成熟，它是从社会生态学的观点来看待艾滋病的出现和其他新病毒的出现。最重要的是，艾滋病的历史不再强调文化和生物学之间的传统区别。传统上分割社会学、生态学以及生物学的学科边界瓦解了，这是随着我们对艾滋病的病源学和流行病学的理解以及制订了相关的预防和治疗方案而瓦解的[40]。

与此相关的是，我们已经逐渐理解了卫生保健。"卫生""保健""系统"三个词汇在我们日常用语中几乎已成了一个词汇。而且系统的概念暗示着包容与整合，即使近些年大多数评论家只是狭隘地关注与系统有关的经济方面的问题。但是到了20世纪晚期，医学的危机已经变得很明显，例如社会的每个方面——国家对卫生保健的责任，个人对疾病的过失——随着医学相关方面的发展这些都需要理解。我们可以说，有太多的正常的生理功能模型和相关的生物化学指标了。我们怎么对待病人及其家属以及我们同意什么为合理的和不应遭到指责的疾病已是我们的医疗保健系统中的一部分，同样也是医学院校的课程设置和医院提供病床数量以及实验室诊断设备的一部分[41]。几十年以来，有整体论倾向的批评家一直主张医疗保健应该被视为社会责任和不断发展的关系，而不能简单地看作是各自分离的、技术定义的、合法的市场交易的叠加。换句话说，20世纪末以来，医疗保健的世界已经变得非常复杂。西方世界的每一个国家在某些方面都面临着同样的困境：为一个不断膨胀的技术导致的老龄化社会提供医疗。正如我们所知道的，不可能将技术从政治、经济、文化和人口统计学中分离出来。

结论：整体论的悖论

　　我们对 20 世纪的整体论看得越多，就会发现整体论变得越难以捉摸，而且更加将自己化解和改装成它的对立面。在今天，即新世纪的头几年，即使有许多个人和群体质疑曾经认为毫无疑问的还原论医学的效能，还原论仍然在思考健康与疾病的框架中占统治地位。例如，由于缺乏建制机制，整体论存在被看作神秘主义的风险。很难证明，一个有机体有时远要大于或不等于还原部分的总和数，这样做很难获得大多数医学和科学界的认同。主流的整体论一般声称攻击的原因并不是反对研究还原论，而是反对那种不成熟的、简单的还原论。用还原论的方法去判断和解释整体论的目的构成，即 21 世纪初期整体论者最有说服力的修辞策略，但这并不是一种非常有效的策略[42]。

　　此外，某种特定的现象既可以用还原论也可以用整体论的术语来解释，这依赖一个人的分析能力和观察点。前景可变成背景，背景亦可变成前景。在 20 世纪和 21 世纪的医学史中有很多这样的例子。举一个突出的例子，有比糙皮病更合适的吗？对该疾病的饮食原因的发现是一个典型的例子，这是一种复杂多变的临床问题，可以通过具体的生物病理学以外的机制来解释或抛弃吗？这是建构 20 世纪糙皮病历史的一种方式。然而有人也可以将糙皮病的发生看作是历史和社会环境的产物。在这种环境下（像我们精确地找出艾滋病的感染源一样），过去理解的饮食原因成为解释糙皮病作为一种社会实体的复杂性问题的原因。

　　事实上，艾滋病也为我们提供了一个重要的例子。从一方面看，它代表了一种实验室机械论导向的认知方式的简单事实。从另一方面看，它代表了一种观点，即对疾病以及所处社会的一种包容与整合的思维方式。事实上，理解病毒复制的模型并没有解释疾病的流行，也没有自动赋予洞察疾病的特殊的临床过程，更没有提供什么有效的预防策略。机械论有助于我们理解流行病学，让我们重新建构那些特定因素的形式，这些因素使艾滋病变成了一种可见的医学问题。换句话说，从一方面看，机械论是真实的；从另一个方面看，它是一种指标，以及一个拆分复杂的社会与生态关系的工具。

进而，从观念的使用方面来说，医学和生物学整体论是相当难以捉摸的。整体性观点在社交过程中没有起到必要的和预期的作用。这些观点可以为左倾或右倾的人利用，还可以被为现状辩护或为将来辩护的人使用。整体论可以有个人主义的、原子论的和唯信仰论的特征——赞美作为社会基石的个人的多维度的需要和认知——像我们所提示的那样，它可以为国家中心观的权威主义作辩护。在此，个人的自主性被一种神秘的唯理论所轻视。在理解医学作为一门临床实践的过程中，整体论可以通过传统上的能力使个人和特殊的医患关系以及随后产生医学的道德和智识中心合理化，但是它还可以用来为中央集权的、官僚的合理化医学而辩护。

反对还原论纲领的独特性和一般性的趋势之间的冲突是医学史的中心，从19世纪疾病特异性的概念形成到现代美国的诊断相关组、疾病分类表和精神病诊断和统计学手册。虽然在理解医学的两种方式之间存在着基本的张力，但在实践上，这两者又互为补充。疾病总是从个体病人的躯体上或精神上显示出来。相反，关注于个人和特质有助于医生在治疗和诊断时面向一个一般和大概的个体。对疾病非人格化和还原论的理解——一种疾病的命名，强调疾病发展轨迹，标准化治疗的分类——要求把个体与群体联系起来，要有一个架构来容纳个人经验与群体意义之间的不连贯和任意性。在个体水平上它为医生和病人之间达成共同意见提供了一个框架。

整体论与还原论会一直存在冲突，但是两者不会消失。之所以不可能消失是因为它们是对个体和社会进行相互理解过程中的一部分。我们经常抱怨概念的制约——对疾病、病理学机制、治疗标准化的抽象和分类的理解——但是它代表了同一时期在一个范围内的组织性和连贯性的可靠资源，否则我们就会被随意性困扰。

从历史的观点而言，医学思想是围绕着许多互相之间对立的观点而组织起来的。就像艺术与科学之间的对立如同婚姻一般牢固。同样，框架问题中包容的、有机的和整体的方式与还原论和机制导向之间的矛盾也是如此。在这场争论过程中没有简单的答案说谁赢谁输，这种多样性中含有统一的基本情况也不会被解释。

注释：

1. "Holism"这个词是在1897-1899年牛津英语大词典中存在的。《韦氏新国际英语词典》第二版足本版（Springfield, Mass.: G. & C. Merriam, 1936）将"holism"定义为："Smuts将军的哲学信仰，即自然世界里特别是进化过程中的决定因素，是所有部分组成的整体，是有机体而不仅仅是其中的组成部分。"就像词典中定义所表明的那样，这个单词本身与南非生物学家和政治家 J. C. Smuts有关系，但是作为这个新词语的含义是有更久远的意义的。参见 :Jan. C. Smuts. Holism and evolution. New York: Viking Press, 1961[1926]。
2. 蒙彼利埃（Montpellier）作为活力论的生理学和病理学的中心人物，对于18世纪末和19世纪初的历史学家来说是非常熟悉的。例如，参见 .Elizabeth A. Williams. The physical and the moral: anthropology, physiology, and philosophical medicine in France, 1750-1850. Cambridge: Cambridge University Press, 1994, 20-66。法国的临床整体论在20世纪前半叶主要关注于易感性和特异性。
3. 至少对于历史学家来说，在一群19世纪中叶的德国生理学家和内科医生用

　　　程序性的形式所表述的也许最显而易见的。

4.　或者至少没有被表达清楚——自相矛盾的——按照明确的整合机制组成了那
　　　种神秘的整体。我应该在这章的最后部分重新回到这个讽刺性的问题上来。

5.　大多数医学界人士和生物学家既不是彻底的还原论者，也不是自觉的批评家。
　　　大多数可能这两种要素都有，但是可以很安全地说在 20 世纪，还原论方法
　　　变得更加普遍，尤其在精英治疗水平和在逐渐被称作基础医学科学的领域里
　　　享有的声望越来越大。程序性的抨击整体论和活力论似乎已经没有必要了。

6.　相关的怀疑也发生在越来越盛行的实验室导向的还原论中，甚至在临床医学
　　　中，这是一种医学上对疾病特征认可的怀疑。这种疾病特征在更早些时候就
　　　被特定微生物可以引发某种特定疾病的概念强有力地加以证实了。

7.　在 20 世纪的医学中，左的整体论趋向于唯信仰论者代表它本身反对权威主
　　　义，因为还原论被构建成学历主义、官僚化、反对局部权威和仲裁的中心。
　　　右的整体论趋向于强调一个精神化的社会身份以及使一个在集中体现价值的
　　　当局中得到显现的神秘统一体合法化。有人很戏剧性地将这种思想意识和政
　　　策与德国的国家社会主义联系在一起。

8.　这个地区的文献资料是非常多的，但是关于这些思考性的结论的代表人物
　　　是 Sir John Bland-Sutton. Evolution and disease. New. York: Scribner & Welford,
　　　1890; James T. C. Nash. Evolution and disease. New York: William, 1915; John
　　　George Adami. Medical contributions to the study of evolution. London: Duckworth
　　　and Co., 1918; Jan Danysz. The evolution of disease with discussion of the immune
　　　reactions occurring in infectious and non-infectious diseases: a theory of immunity,
　　　of anaphylaxis and of antianaphylaxis, trans. Francis M. Rackemann. Philadelphia:
　　　Lea & Febiger, 1921. 关于当代合成论：W. Ewald. Evolution of infectious disease.
　　　Oxford: Oxford University Press, 1994. 也见 "Pathologies of progress," chapter 5
　　　in this volume。

9.　我参考了 Peter Laslett 著名的作品 The world we have lost (New York: Charles
　　　Scribner's, 1965) 的标题和内容。

10.　有很多这种潜在的说教性的著作，从 19 世纪晚期的关心文明性疾病到当
　　　代的警惕"非自然"饮食是导致癌症的一个因素。可以注意到这种对肿瘤
　　　发生的饮食危险因素的担心从文化功能上来讲是有一定效果的。参见许多
　　　这类记录的文章，Benjamin Ward Richardson, Disease of Modern Life（New
　　　York：D. Apple- & Co., 1876）。关于久坐的危险，例如，参见 Benjamin
　　　Ward Richardson. Diseases of modern life . New York: D. Apple- & Co., 1876. 关

于久坐的生活方式，见：Samuel A. D. An essay on diseases incident to literary and sedentary persons, 2nd ed. London: J. Nourse and E. and C. Dilly, 1769; Daniel Newell. The guide to health: designed to promote the health, happiness, and longevity of students and all others in sedentary life, and especially invalids. Boston: S. T. Farren, 1825; Chandler. Robbins, Remarks on the disorders of literary men, or, an inquiry into the means of preventing the evils usually incident to sedentary and studious habits . Boston: Cummings; Hilliard & Co., 1825; and William Cornell. A series of articles on clerical health Boston: Brown, Taggard & Chase, 1858。

11. 有一些关于这种整体论（个人的和生理的）的方向和在一定程度上已经不适用的还原论概念之间的区别和联系的重要文献。例如参见 Owsei Temkin. The scientific approach to disease: specific entity and individual sickness, // Scientific change: historical studies in the intellectual, social and technical conditions for scientific discovery and technical innovation from antiquity to the present, ed. A. C. Crombie. New York: Basic Books, 1963, 629-47; N. D. Jewson.The disappearance of the sick-man from medical cosmology, 1770-1870. Sociology,1976,10: 224-44。我已经尝试在其他地方处理这个医学观点中持续存在的双歧问题。参见：Charles E. Rosenberg. The therapeutic revolution:medicine, meaning, and social change in nineteenth-century America.Perspectives in biology and medicine 1977, 20: 48S-506, Explaining epidemics. // Rosenberg. Explaining epidemics and other studies in the history of medicine. Cambridge: Cambridge University Press, 1992, 293-304. 当然，所有的这些引文可以作为围绕医学中的价值、社会组织和认识论信仰之间的关系而进行论述过程中的一部分来理解。

12. 需要注意，从计划而言，进化很容易用来提供自然神学观点的重铸材料。"Catechisms of health: the body in the prebellum. (Bulletin of the History of medicine, 1995,69 : 184-92) 中已经讨论了这些观点的广泛分布。

13. 参考 Walter B. Cannon. The wisdom of the body. NewYork : W. W. Norton, 1932。虽然 Cannon 非常详细地阐述了组成躯体的智慧的生理学和生化学机制，但是书名援用了更老的描绘性的概念，而且他那种拟人的隐喻赋予了躯体的功能随着时间的变化具有一种整体性的意愿和统一性。Cannon 将心中的那种系统化的躯体以一种戏剧性的和自觉的方式置于进化的时期内。生理学的机制可以按照其生存特征来理解。例如参见他的颇具影响的作品：Bodily changes in pain, hunger, fear and rage: an account of recent researches into the function of emotional excitement. New York: D. Appleton & Co., 1915。

关于 Cannon's，见：Saul Benison, A. Clifford Barger, Elin C. Wolfe, Walter B. Cannon: The life and times of a young scientist. Cambridge, Mass.: Belknap Press, 1987 ; Allen Young. Walter Cannon and the psychophysiology of fear. //Greater than the parts: holism in biomedicine, 1920-1950, ed. Christopher Lawrence and George Weisz. New York Oxford University Press, 1998: 234-256。

14. 20 世纪整体论除了在生理学和免疫学有广泛的应用外，整体性的概念在战争心理学和哲学中也有很大的影响。强调整体论并不是要去除机制，而是强调轮廓、形状与整合。心理功能比一系列分离的机制加起来的总和要大。特别参见 Mitchell G. Ash's invaluable Gestalt psychology in German culture, 1890-1967: Holism and the quest for objectivity. Cambridge: Cambridge University Press, 1995; Anne Harrington. Reenchanted science: holism in german culture. Wilhelm II to Hitler . Princeton, NJ.: Princeton Press, 1996。

15. 在个体疾病发生的传统解释中易患病的禀赋和体质是最基本的概念基石，对于慢性病而言尤其如此。临床直觉对两者都不质疑。如果加以推测性的叙述两者则可以叠加。在这种临床和历史背景下，免疫学可以看作是持续关注易患病的禀赋和体质的继承者中的一部分——在 19 世纪晚期的细菌学和强调感染源的独特性中，扮演着一种含蓄的还原论者推力的辩证法。

16. 20 世纪法国的评论家在考虑这些问题时也类似地频繁引用地域的问题，援引同样的隐喻论证。参见：Weisz. A moment of synthesis: medical holism in France between the. Wars. //Lawrence and Weisz. Greater than the parts, 68-93。

17. 足够一致地，适应在 19 世纪晚期和 20 世纪早期的医学中成了一个关键因素，在一个还原论不断增长的知识环境下，它用来解释健康和疾病的发生以及为发病机制提供某种整合的近似合理的后达尔文主义的理解。从情绪和物质上对特定环境的成功适应意味着健康，如不能适应则会导致功能失常和疾病的发生。

18. 整体性的假定明显地更适用于来解释慢性病而不是急性病——有时候就算明确知道是一种特定微生物与某个临床实例有关系也还是如此。例如，与流感相比，结核病更关注于整体性的方向；特异性体质和环境看起来在这种无所不在的疾病与不可预测的临床过程中都起到了很重要的作用。

19. 有一篇很详细的关于社会医学史的文献。为了看这种传统的经典介绍可以参见：George Rosen. What is social medicine? Bulletin of the History of Medicine, 1947 (21): 594-627。后来又加了 Rosen 的一些文章在里面再版了：From medical police to social medicine: essays on the history of health care . New York: Science History Publications, 1974。

20. 有一种不是连续、但是连贯的称作社会生态流行病学的历史传统。许多文献中都有这样的例子，Erwin. H. Ackerknecht. Malaria in the upper Mississippi valley, 1760-1900. Supplement to the Bulletin of the History of Medicine, no. 4 . Baltimore: Johns Hopkins Press, 1945; L. Fabian Hirst. The conquest of plague: a study of the evolution of epidemiology. Oxford: Clarendon Press, 1953; John Ford. The role of trypanosomiases in African ecology: a study of the Tse Tse fly problem. Oxford: Clarendon Press, 1971; Alfred W. Crosby, Jr. The Columbian exchange: biological and cultural consequences of 1492. Westport, Conn.: Greenwood, 1972; John Farley, Bilharzia. A history of imperial tropical medicine Cambridge: Cambridge University Press, 1991; Ken De Bevoise. Agents of apocalypse: epidemic disease in the colonial Philippines. Princeton, NJ.: Princeton University Press, 1995。

21. 这并不是说他们忽略了个体行为、文化或者是更早些时候强调的气候和地理因素——这些因素是存在于他们那种包容性的流行病学种类当中的。

22. 例如，极具影响力的预防社会医学倡导者 Thomas McKeown 如何站在他的合情合理的立场上强调 19 世纪晚期饮食和生活方式的"非自然性"。参见 The role of medicine: dream, mirage or nemesis? Princeton, NJ.: Princeton University Press, 1979, 79-81。他从适宜的生活方式嵌入了人体的遗传这个方面来强调人类的不同，正如我们前面所讨论的那样。这可以看作是从构思方面来论证后达尔文主义的一个典型的例子。

23. 将这与 Ivan Illich 进行对比，Medical Nemesis. The expropriation to health. New York: Pantheon, 1976; Rene Dubos。Mirage of health: Utopias, progress, and biological change. New York: Harper, 1959, Dubos. Man adapting . New Haven, Conn.: Yale University Press, 1965。我参考 Illich 意味着整体论在不同领域的存在、明确的宗教性和神秘感。在这一章中已经尽可能避免讨论以这种方式来思索世界。精神上的献身是医学思想的一部分并不明确，就算它曾经是形成现代医疗保健中的一部分以及是决定个人医学生涯和世界观的重要因素。

24. 需要注意的是医疗保健系统在过去 20 年用得非常时髦，常常隐喻功能和互联性。

25. 在 19 世纪晚期 20 世纪早期，法国人担心不断下降的出生率，这是一个非常显著的例子。英国人担心随着布尔战争国家会衰退则提供了另一个很有名的例子。

26. 医疗组表达这些思想时并不是从整体来考虑的。某个小组的一些成员可能会很热情地使用，其他成员只是偶尔表现出一些兴趣来，然而还有一些人则明确地否定它们。专家们也对整体论思想呈现出不同的喜好。而且这些来源于生物学和医学的整体性思想为很多不懂行的宣传人员和社会评论家所使用——不过我在此对健康与医疗的领域不进行过多讨论。

27. 参见：Christopher Lawrence. Incommunicable knowledge: science, technology and the clinical art in Britain, 1859-1914. Journal of Contemporary History,1985,20 503-520; Lawrence. Moderns and ancients: the "new cardiology" in 1880-1930. Medical History, 1985, suppl. no. 5 : 1-33; Stanley J. Reiser. Medicine and the reign of technology. Cambridge: Cambridge University Press,1978。因为一个不愉快的以技术为导向的临床实践而再次作出的声明。

28. William Osler 也许是这类英裔美国精英咨询师中最卓越的一位了。众所周知，他的兴趣是历史、纯文学以及一些参考书目。这些参考书目中记载着一些对临床中绅士风格的尊重。不过我们应该记得 Osler 最初的声望不是建立在临床诊断和病理解剖这类象征着不断增长的对特殊疾病实体关注的还原论者的职业中的。发生了一场类似的关于 Havard 和 Boston's Richard Cabot 之间的争论。一位社会医学发言人善于雄辩，给人印象极深，但是最终却只和一位关于鉴别诊断的老师一样著名。关于 Osler, 参见 : Michael Bliss, William Osler. A life in medicine. Oxford: Oxford University Press, 1999。Harvey Cushing 的 The life of Sir William Osier, in two volumes (Oxford: Clarendon Press, 1925) 仍然是非常重要的，是理想化的传记资源。到现在为止，传记已经成了历史文献，成了一名理想的学术型临床医生的典型模范。

29. 这并不是说 19 世纪书籍与文章的出版不是当时咨询师的地位和形象的一个重要方面。虽然说学术成就是作为一名精英咨询师的关键因素，但并不代表全部。

30. 恩格尔的那种折中说法对于 19 世纪中期以前的任何一个美国或欧洲的从业医生而言，只不过是临床实践的最普通的事实。特别惊人的是在 20 世纪晚期的医学领域里那种说法竟然成了一种新颖的说法。参见: George Engel. Psychological development in health and disease. Philadelphia: Saunders, 1962。

31. 在阐述以医生为中心的疾病概念和以病人为中心、经验性的疾病概念两者的区别的人当中，Arthur Kleinman 是最有影响力的一位。例如，参见：Kleinman，Tile illness narratives. Suffering, healing, and the human condition. New York: Basic Books, 1988。反还原论者强调叙述和经验已经变得非常普遍。例如，参见 Kathy Charmaz. Good days, bad days: the self in illness and time . New Brunswick, NJ.: Rutgers University Press, 1991; David B. Morris.

The culture of pain. Berkeley: University of California Press, 1991; Kathryn M. Hunter, doctors'stories: the narrative structure of medical knowledge . Princeton, NJ.: Princeton University Press, 1991。

32. 我也许已经说过，医学界的人——由于医学和护理的社会意义从历史上而言已经反映出来性别以及地位和权威的不同。从更广的范围来说，这个主题应该放在更深的层面来讨论，因为性别的共鸣形成了我们对身体的复原潜力的护理与治疗、调节与管理、支配与服从的习惯性的处理方式。

33. 20世纪动力精神病学所表现出来的大部分是在整体性范围之内，因为它以系统和相互作用为导向——即使它所研究的系统受到家庭的限制；然而评论员经常强调不要太关注身体间的相互作用而更多地关注社会和经济背景。对于20世纪动力精神病学的批评者们来说，不管他们的批评有多么特殊或表现出多少种类——作为一种抽象的形式，他们的理论依据（如果不是依赖实验室）是依赖于还原论的。

34. 强调这些关系毫无疑问是传统医学理论中一个最基本的方面。关于这个我在"Body and mind in nineteenth-century medicine: some clinical origins the neurosis concept"(Bulletin of the History of Medicine 1989, 63: 185-97)中讨论的比较深，在这个领域有很多文献。

35. 例如当代人们对化学污染的害怕，可能会说成是这些传统概念的一种反映或具体表现，即身体依赖于与其所处环境之间的相互作用。长期吸入一些哪怕只是很少量的非自然性物质之后，在这样一种推理性的病理生理模型下疾病便可以产生。

36. 我们已经说过相应的整体论也为一些基础科学家所援引，他们在以机制、急性治疗为导向的狭小的医学生涯中谨小慎微地使用着。这类科学家比如Rene Dubos，正如我们所看到的那样，他强调有机体的自然适应能力以及20世纪医学中许多短暂的胜利。Dubos的观点从常规来理解并不是政治性的，但是确实与学术内的地位以及价值观是有关系的——而且与过去二十年关于健康和环境政策的争论是有关系的。对Dubos的思想有一篇很有价值的介绍: Barbara Rosenkrantz. Introductory essay: Dubos and tuberculosis, Master Teachers.// Rene and Jean Dubos. White plague: tuberculosis, man, and society, New, NJ.: Rutgers University Press, 1987, xiii-xxviii. The white plague was originally published in 1952。

37. 我在其中寻找还原论者与美国医院两者关系的发展轨迹，那种还原论者关注于机制为导向的技术: "Inward vision and outward glance: the shaping of

the American hospital, 1880-1914," Bulletin of the History of Medicine 53, 1977, 346-91 和 The care of strangers: the rise of America's hospital system (New York: Basic Books, 1987) 关于这种关系也可以参见 : Joel D. Howell. Technology in the hospital: transforming patient care in the early twentieth century . Baltimore: Johns Hopkins University Press, 1995。

38. 冷战使争辩的参数变窄了。一种基于社会的科学的理性不仅成为美国人生活方式中的一部分，而且看作是加强市民见多识广的生活的一个必要的方面。虽然有很多左的医生质疑冷战期间的那种整体性的极端而不质疑当代医学科学的价值与合法性；事实上，他们为社会的不公正，因为权威而不能将医学的新发现得以运用感到悲哀。他们觉得医疗保健问题脱离了不公正转而形成了资本主义，这并不是 20 世纪中期医学所固有的性质。

39. 通过人口统计学反应，关于历史学家最近不断地关注于病人慢性病发生过程中的经历。参见 :Barbara Bates. Bargaining for life, a social history of tuberculosis, 1876-1938. Philadelphia: University of Pennsylvania Press, 1998 ; Linda Bryder. Below the magic mountain: a social history of tuberculosis in twentieth-century britain. Oxford: oxford university press, 1988; Sheila M. Rothman. Living in the shadow of death: tuberculosis and the social experience of illness in American history . New York: Basic Books, 1994;.Chris Feudtner. The want of control: ideas, innovations, and ideals in the modern management of diabetes mellitus. Bulletin of the History of Medicine,1995, 66-90; Feudtner. A disease in motion: diabetes history and the new of transmuted disease. Perspectives in biology and medicine 1996, 39 : 158-70; Steven J. Peitzman. From Bright's disease to end-stage renal disease. //Framing disease: studies in cultural history, ed. Charles E. Rosenberg and Janet Golden. New Brunswick, NJ.: Rutgers University Press, 1992, 3-19; Roy Porter. Gout: framing and fantasizing disease. Bulletin of the History of Medicine,1994,68: 1-28.

40. 耐药菌的出现和一些公共疾病的死灰复燃（比如结核病）只是强调了更大范围的生物和进化方面的内容，这些内容在前面的历史整体论中我已经说过了。在我们关注 20 世纪抗生素的正确或不正确使用的同时，我们也不可能忽视文化、历史和生物之间的那种边界的随意性。

41. 不可以低估还原论者们愉悦人的力量，直截了当的和确定性的以机制为导向的方式解决临床问题的诱惑总是很强大的，这在对干细胞研究和生物工艺学的当代希望中便可以得到普遍的证明。见本书第六章。

42. 医学被看作文化和多维病理学的多种倡导，它们赞成假设疾病是按照某种特定的机制压缩而成的合法性。他们如何能使他们同时代的人信服并接受如此新潮的观点。参见注释 13 中引用的 Walter B. Cannon 的著作；Sarah W. Tracy. George Draper and American Con-Medicine, 1916-1946: Re-inventing the sick Man. Bulletin of the History of Medicine,1992,66: 53-89。

9 ▣

机制和道德：情境中的生命伦理学

人们很难否认这个广泛认同的信念，即我们正在经历卫生保健的危机。这些危机不仅是经济或行政上的，虽然危机最严重的症状以经济和行政相纠缠的形式表现出来。人们翻开报纸和杂志，就会看到不断提醒我们西方医学面临的问题无处不在，并且是多维度的。这些困境开启了快速的技术变革，同时，也制造了制度、经济和道德情境上管理这些临床、政策和研究上的新方法的困难。毋庸惊讶，在讨论令人沮丧的现实的症状和可能的治疗时，通常涉及生命伦理学。我们怎样来认识生命伦理学？如何把它置于社会空间中？如何来理解它内部相互关联的特性？这不是简单的事。对历史学家来说，他们对当代生命伦理学很难把握，这似乎是一个异乎寻常的挑战。一直以来，价值预设把医学塑造为一个社会性的事业，但这些价值一直都是含蓄的、没有明确言说的，是每一代人的道德常识与技术、专业、建制和经济的因素相互作用，从而形成的特定时空的临床现实。

我一直认为，医学的一个维度就是永恒和神圣。人们都会生病、感到疼痛并寻求医治。虽然医学在市场中运转，但不能沦落为市场交易。把卫生保健称为"产品"并做广告的做法令我很不舒服，到处都在滥用的"卫生保健系统"这个词令我感到沮丧。含意广泛的"系统"一词现在只用来指代官僚机构和经济关系。和其他人一样，我担心病人被作为教学和研究的材料而滥用，这种担心由来已久并反复出现。此外，我的这些感觉不是我个人独有的体会，也并非不合时宜的怀旧，而是一种广泛存在但也许并没有清晰表述的社会共识。正是这样广泛的忧虑催生了生命伦理学，在一个充斥着变革带来的技术、持有文凭的专家和官僚结构的世界里，我们在生命伦理学中建立了所谓的"社会技术"，这是一个新颖的，并结合了智识、态度和建制因素的东西，目的是理解进而管理这种令人不安的现实。与所有的技术一样，这种"社会技术"的作用和意义需要由其使用的情境来决定。生命伦理学超越了时间和空间的特性，但仍不可避免地反映并包括了那些特点，因此，对历史学家和社会科学家来说，生命伦理学是理想的研究对象。

医疗保健和社会责任：美国的情况

美国医疗界的一些标志性变革使我非常震惊。例如，《纽约时报》报道了 Montefiore 医院（1884 年由犹太人建立，现属于 Albert Einstein College of Medicine——译者注）准备与一个营利机构建立一个合资企业，计划开设 24 小时营业的肿瘤和人类免疫缺陷病毒（human immunity virus，HIV）门诊。Montefiore 的总裁说："非营利机构最大的问题就是资本的筹集。"[1] 在费城，美国最古老的综合医院——宾夕法尼亚医院先是把它在历史上最重要的精神病研究所卖给了一个营利投资者，而后把已经独立存在了 250 年的自己也给卖了——卖给了一个叫作"宾夕法尼亚大学医疗系统"的年轻机构。后者已宣布派出了四个"临床重组计划专家""以寻找低成本、高利润的临床保健"[2]。宾夕法尼亚大学医院本身已经完成了自己的"重组"[3]。

我搜集的媒体报道很具有讽刺性，也很能说明问题。《纽约时报》在第一版刊登了两篇文章[4]。右上角的一篇报道说美国国立卫生研究院明年可能会增加预算。文章解释道："（我们正处于）人类历史上一个独特的时期……可能会理解和治疗癌症。"美国国家癌症研究所（National Cancer Institute，NCI）的所长称："我们正处于科学发现的黄金时期……关于癌症本质的知识呈爆炸性的增长。"基础医学正在对人类古老的敌人形成围攻之势，我们可以依靠华盛顿的强势院外游说来支持这一值得称颂的事业。一个由病人权益组织、医生和医学院组成的利益相关的联合体也加入了，支持在今后5年中国立卫生研究院的预算翻一番。"我们计划在环华盛顿高速公路的里里外外发动草根运动，"其游说公司的总裁很坦白地说，"这项运动将按照 Northrop Grumman 游说制造 B-2 轰炸机的方法来组织。"在这篇对实验室成就高唱赞歌的文章左边就是一篇题为"医学奇迹的喜与悲"的故事，讲的是治疗不孕带来的多胞胎问题，以及其情感和身体上的痛苦[5]。不知头版编辑在排版时是随意而为，还是以此种形式作为一个含蓄的评论。但不管怎样，其传递的信息是不可否认的，即医学技术、市场刺激和公共政策已经改变了，并且正在改变着医疗保健的方方面面，而社会在预测这些变革的后果时却是不成功的。

公众对医学的期待是无限的。几年前，评论人展望新千年的医学时，绝大多数人选择了医学技术。举个例子来说，《生活》（*Life*）杂志特刊（1998年秋季刊）全面描述了"下一个千年的医学奇迹"。封面上允诺了"21世纪21个可以改变你生活的突破"：基因疗法、口服疫苗、增强记忆力的药物、器官种植等奇迹都赫然在列。该杂志在对实验室带来的技术进步崇拜性的描述中，根本没有注意到人们越来越普遍地对这些技术可能对人类带来的后果感到恐惧，这真是具有讽刺性，似乎是一个悖论。《时代》周刊的一期是关于"医学的未来"（1999年1月），副标题是"基因工程将如何在下一个世纪改变我们"。该封面是蛇杖的变体：蛇的头被嵌入 DNA 的螺旋中[6]。还有什么能比这个图案更好地表述了医学在实验室进步、被媒体吊高的公众期望中的变革和矛盾呢？！这个封面强有力的视觉隐喻同样代表了当代医学看起来不一致却又相互依赖的两面性：技术的一面和神圣的一面——即实验室革新作用于文化的力量，以及对自我意识的伦理传统的坚持。

这些媒体的例子为结构和情感的宏观世界提供了一个有用的微观世界，表达的不仅是公共政策中已广为人知的危机，同样还有价值观和期望之间的不一致，以及具体的社会和经济关系中的矛盾。

美国医疗保健系统的特点是断裂。一方面是对实验室和市场不加批评的信任，另一方面又不能预测和回应这些技术和建制革新给人带来的问题。这些问题直接源自我们依赖技术解决临床问题。但我们都知道，病痛、痛苦、残疾和死亡并不总是顺服于临床干预。在 20 世纪末，这些冲突既是公共政策问题，也不可避免地成为医患关系中的一部分。问题是如何关联一般与特殊，如何理解在反复出现的社会互动中个人面对的选择，即权衡并理解个人自主权、专业的和集体的社会责任。我认为生命伦理学必须要面对这些既是历史问题，又不可避免地具有道德相关性的问题，即从个人转向社会，从意义转向结构。就医学来说，是从医患临床关系到产生这些关系的更广阔的社会。

医学及其意义

对历史学家来说，困扰美国医学的问题与几代人之前的情况是不一样的。例如，1884 年纽约 Montefiore 医院慢性病病人之家建立时的社会价值和义务跟 18 世纪 50 年代宾夕法尼亚医院建立时是大不相同的。这两个医院虽然在起源和管理上一个是犹太教的，一个是贵格会的，但它们的基本特点是一样的——18 世纪和 19 世纪早期的医院以虔诚的父权式的行动、以医疗照护赢得顺服为宗旨，挣钱则与其宗旨背道而驰。一个人的社会阶层及其是否需要救助共同决定了他在医疗保健"系统"中的位置，而机构中的医疗照护基本上只限于城市贫困人群[7]。事实上，20 世纪末期的**医疗保健系统**是一个复杂、多层、官僚、互动的医疗体系，而在当时（19 世纪时）并没有专家和实验室，主要的医疗活动都在病人家里由家人或医生来进行。人们认为穷人有权得到医院主动提供的卫生保健，而不必经受进入救济院的耻辱。医生有义务为那些付不起诊费的病人提供持续、免费的服务。也就是说，在 19 世纪，不论城乡，美国人被认为有权利得到这些卫生保健，当然这不是没有阶层差别的保健。

公共领域在提供卫生保健上也起了一定作用，但只提供给那些需要经济救助的人。社会建构的服务意识、无条件的道德义务驱动着最早建立医院的人。他们不希望人们只通过其市场决策的成败来评价他们。至少在理论上，人们认为医生的职业动力是绅士行为规则和无私的良善。为自己的发明申请专利、为自己的服务做广告都被认为是肮脏的庸医举动，而非合理的市场行为。

在 19 世纪，医学知识和实践在社会上广为流传，其流传方式与美国人在 20 世纪末所熟知的方式截然不同。例如，普通人和专业人士都以传统的道德价值解释疾病的原因和治疗，而不是用现代具体的疾病机制来解释。在普通人理解行为异常、医生进行诊断和选择适当的治疗方法时，疾病分类不发挥什么作用。例如，同性恋是主动选择的不道德行为，而不是疾病，人格类型或者仅仅是一种生活方式；上课捣蛋的学生是淘气、不守纪律，而不是有注意力缺陷的多动症病人；死亡涉及预后和疼痛，病人要面对自己的精神状态和恶化的生理状况，而不是面对维持生命的机器、官僚机构的霸权以及保险公司的算计；安乐死的意义就是其字面的意思——一个好的终了，意味着使用鸦片、道德反思和家庭，而不是呼吸机以及事先留下是否拔掉呼吸机的指令[8]；科研还没有被包裹在神圣的光环中，而与传统的宗教和社会责任相抗衡。

市场在某些圈子里开始具有了神圣性。传统的观点认为短期利益最大化会带来过度竞争，但市场的神圣化削弱了这个观点。在早期，竞争被认为是歪曲事实和恶劣行为的动力，并不能保证经济、有效的治疗。

当然，18 世纪末和 20 世纪末在对医学的理解上有明显对立的方面，也有连续性。例如，当时对患有慢性病的人们提出了行为学、意志和摄生法的问题，正如今天对风险因素、生活方式的担忧带来了负疚感和责任追究[9]。无论过去还是现在，人们都会感受疼痛、恐惧死亡、悼念失去的亲人。

到现在，我的观点就应该很明确了。我之前一直试图用具体例证阐释这个观点：道德和道德准则、义务和责任是医疗保健中不可或缺的因素；它们同时也是暂时的、历史的。医学思想和实践总是反映、包括、支持着当时广为接受的价值和责任。这些伦理假设暗示人们什么是优先要做的，什么选择是受限制的。因此，意义和道德有必要并不可避免地存在于私人与公众、个人与集体医疗实践中的方方面面。

新的现实

正如我所强调的，如果有什么能作为我们这个时代医学的历史、文化和公共政策的特征的话，这个特征是新的变化与冲突感，即一种在平衡神圣与技术、个人和集体、医生和病人的权利和普遍的善方面内在的困难，对此我们深感不安。实际上，正是因为意识到了这些冲突，生命伦理学才于 20 世纪 60 和 70 年代作为一种自我意识的运动发展起来。它的创立的原因是人们意识到有不公正的存在，医学的神圣和人道传统与医学的现实之间极其不一致，并且认为我们应该做些什么[10]。

在某些程度上，医学的人道传统和复杂、妥协的现实之间的差距可以被认为是供求之间的结构危机：由疼痛、焦虑、人口结构、慢性病的无情现实构成的需求总是由治疗过程和专科医生来回应[11]。美国人产生的巨大无法满足的临床需求难以由技术、非人格化的、昂贵的供给与产品占据主导地位的供应市场。

一小部分有远见的社会科学家和医生早在 20 世纪初的进步时期就一直警告我们会有结构性的冲突，这种冲突正是由供求的不对称显示出来。他们已经预见到医学日渐去人性化，技术越来越充斥医学，并对此进行了谴责。这些焦虑可被看作是 20 世纪晚期生命伦理运动的起源，是对个人以及个人独特性的肯定，是与临床病理学、专科分科、对疾病和健康的还原论理解而造成的去人性化、碎片化医疗之间的冲突。一个世纪以来，我们经历了多次对医学的认识和对医学期盼的危机，但我们似乎一直在通过技术、机械论为导向、还原论的方法去实现个人、无形的经验性和整体性的目标。

我要再引用一些媒体证据来更具体地说明这一点。《新闻周刊》的一篇特写文章认为，不但一些在临床上清晰界定的精神疾病是由基因导致的，即使一些让我们不解的人类怪异行为或一些不太严重的疾病（可能与一两个"不正常"基因有关）也是由基因导致的。"以前认为是'古怪'或'有趣'的个人行为和怪僻可能在某种意义上说是精神疾病。"《新闻周刊》的记者把她的发现解释为"反映了大脑甚至基因的异常"[12]。

前面提及的具有历史意义的两个医院变化的故事乍看来似乎与理解生命伦理学在社会中的位置无关，但这两个故事阐述了20世纪医学中最基本的、逻辑上关联的侧面——即为更广泛的人类行为寻找机械论的解释。而美国医疗保健系统的基本结构也要求医学越来越多地做文化应该做的事情，同时要求从生物机械论的角度使文化工作合理化。这实际上是一种危机——正如《新闻周刊》那篇基因决定一切的文章阐明的那样，我们在使标准合理化、管理偏差行为和自我评价时使用的标准都透露出这样的信息。行为、施为者和文化本身都被简化成了神经化学机制，但那些认为人类施为者和个人责任应占有一席之地的人仍被这种决定论所困扰。

相关思想和建制的关系给历史学家和生命伦理学家带来了问题，也许最根本的问题是：思想、价值、期望都深嵌于机构、实践、经济关系和利益中了。其次，是医学概念和实践日益成为人们日常生活的中心部分，渗透到商业、社论甚至报纸的新闻版中。不仅偏差行为被医学化，生活中的其他方面也被医学化。再次，医学同时在市场内，又在市场外。这是当今最令人困惑的组织结构悖论。在需求不仅是由物质层面定义的情况下，市场能作为一种有效的途径分配临床公平性和临床结果吗？对于个人必须要经历的道德和感情问题，能由市场给出理性的、合理化的、集体的解决方法吗？

我想强调的底线是：我们不能把价值预设从医学的建制、技术和概念中孤立出来，人们会在公共领域表达他们的需求和优先考虑的事情。医学是协商的，无疑也是政治的，我们可从更普遍的政治文化视角来理解它。目前围绕美国管理保健的激烈争论非常具体地显示了价值与利益关系的本质；有关公平和自主的问题同时也是有关控制和经济上获利的问题，医疗公平、病人自主权、行为对错等实际上都是政治问题，是权衡各种政策以及临床实践中的变量。例如，普遍认为政府应该提供并监管卫生保健就是一个历史、伦理的问题，因而也就是政治的现实。同样，认为医生在临床决策时只考虑经济收益是不道德的，这也是出于历史、伦理和政治方面的考虑。事实上，生命伦理学的建立就是公众对医学特殊的道德价值观的认可。

但这种含混的道德认可并不能为生命伦理学带来准确、清晰的社会议题，这项新的事业被赋予了一项困难且难以把握的工作。我们生活在一个既相互分隔又相互关联的社会里，这是一个具有多重意识形态和社会形态的世界。在这个世界中，变革和惯性同在，不一致性和不平等共存。我们必须认识到，社会阶层、地理位置、性别、种族和教育都是用来修饰"病人"分类的，认识不到他们在权力和知识上的不平等就无法讨论这些人之间的关系。经济刺激、医学建制和智识结构，如专业、机构所属等是用来修饰医生的。这些复杂性使生命伦理学变得不稳定、不自信，将基本的伦理规则运用到特定的社会行动中不再是轻易可行的目标。

观点的不一致以及社会的多样性决定了病人和医生的选择。美国社会的道德观念并非一致的、连贯的，相反，它存在三个特点。第一是学术研究传统崇拜对知识的无私追求，并普遍认为知识不可避免地是要应用的。这是一种强有力的世俗千禧年思想，不仅是因为这种思想是不加区分的乐观主义的源泉，而是因为它已渗透到个人的期盼和希望中，深入到每个医生和科学家的事业选择中，深入到公共政策的形成中，深入到医学院的各系和教学医院的现有状况和教学计划当中[13]。第二是把体制作为目标和理想来崇拜，并且假设最大、最广泛的善只能通过市场和机构关系的最优化来实现。第三是认为医学具有特殊的道德性，即对医生责任和每个病人权力的尊重。这些传统从古代一直延续到当今对卫生保健本质的争论之中。生命伦理学实际上已经成为这些复杂关系的支撑点，而这些关系无不彰显着价值观，暗藏着权力的较量。

在前几页我试图用多种途径阐述的观点是：医学中的道德价值观与文化的其他方面一样，是历史形成的，与情境有关，不是像历史上神学和道德哲学那样来自形式分析。公众认可的哲学家和神学家提出的认识公式既宣称了他们的文化权威性，也是社会矛盾中公共调停的因素。

作为历史论题的生命伦理学

"生命伦理学"这一具有较高社会可见度的学科之所以能够存在，其本身的原因就是社会认识到以上我用各种事例试图阐述的矛盾的反复出现。因此，我用医院机构变更的例子作为本篇的开头，我认为这一变化是与道德和政治相关的。当然，在某种程度上说，道德与政治是两个相互重叠的范畴，道德确定性就是政治和政策的现实。我想要强调的是，医学史呈现了医学是依赖于社会情境的，医学表达了各种各样的态度、价值要素、技术能力以及制度实践。

但这只是生命伦理学与历史相关的一个方面。首先，从历史学家的学科角度来看，对经验研究来说，生命伦理学是一个复杂的、有揭示问题实质潜力的学科。其次，更重要的是，虽然历史学和生命伦理学的学术研究路径不同，但它们对一些问题的感知是一样的，对个体感觉、社会限制因素、人类施为者的情境之间的关系都较为敏感。最后，历史学家和生命伦理学家都应该明了出乎意料的偶然事件的重要意义，知晓理论和实践、意愿和不可预知的后果之间存在着鸿沟。

美国生命伦理学短暂的历史揭示的就是这样的现实。作为一种社会运动，生命伦理学在20世纪中叶以批判的面貌出现并发展起来，这是对我们医疗保健系统和生物医学研究中不人道行为的回应。作为一种对具体伤害的回应，生命伦理学一直是针对实践的。社会期盼生命伦理学能够解决或者至少减轻突出或不甚突出的问题。

虽然生命伦理学是源自一种道德愤怒感，但它对日常临床现实有着不可否认的影响。不过从历史学家的视角看来，它的作用是复杂而不明确的。生命伦理学虽然质疑权威，但在过去的 25 年中却协助建立了权威并使其合法化。作为生命伦理学被接受的条件，它在医学这个大鲨鱼的肚子里生存下来。虽然自认为仍然具有自主性，但它与这个强大的母体有着复杂的共生关系。如果说生命伦理学曾经是自由、反抗、批判社会的改革运动，那么它现在已经不再是这样了——生命伦理学现在是由这个主席或那个中心体现的，存在于大量的技术文献、伦理委员会、知情同意、研究方案以及总统委员会中。它可以被看作是一个高度负责的官僚机构中的一个调解因素，而这个机构需要管理无穷的技术变革。医学伦理学程序般地把官僚机构（委员会、管理制度和高度精确的语言）与道德联系起来了。

这种功能性作用的本身包含着结构上的矛盾。生命伦理学代表了医学中人道、良善甚至神圣的部分。具有讽刺意味的是，它试图通过这一点来缓和、掌握并保存一个与其理想化的定位不相符的体系。如此看来，对医疗保健系统原则上的批判反而起到了维护这个系统的作用。正是因为这种权力和批判之间的悖论，生命伦理学才需要从历史和政治的角度进行反思。在某种程度上说，这种反思已经开始了[14]。这个独特的事业已经树立了自己的英雄和恶棍，如 Henry Beecher 和 Josef Mengele（ Henry Beecher，哈佛大学教授。1966 年在《新生物学医学杂志》上发表了"临床研究的论理"一文，指出美国不少著名学者的研究过程存在不合乎伦理的行为。Josef Mengele，纳粹医生，在奥斯维辛集中营实施不道德的医学人体实验。此外，还指 20 世纪中叶，一些医学研究中发生的违背伦理的事件——译者注 ）；纪念了自己的圣地，如 Willowbrook、Tuskegee 和

Nuremberg（指 Willowbrook 医院的肝炎病毒研究、Tuskegee 的梅毒研究。Nuremberg 是指对二战期间纳粹医生进行反人道医学研究审判后制定的《纽伦堡法典》——译者注）。事实上，生命伦理学最早的建立者发起的对历史的盘点就可以被称为是巩固其建制的一个方面[15]。

参与性的历史具有赞美、迷惑、分析和自我批评的特点。历史既可被认为是虚假批评的基点，也可以是赞美良知的源泉。参与历史的人很难不把自己所在领域的正面价值置于最突出的位置，很难不把自己置于天使这一边，很难不把自己当作与日常临床和科研环境中例行的、不自觉地损害人们的行为做斗争的勇士。他们也很难意识到旨在保护病人权利不被技术滥用的委员会和制度本身就是一种技术。我以前也认为想要改善另一个技术的技术可能正是这个技术的反映。一个生命伦理学家用以下的话来反驳我的观点："在 20 世纪末的美国医学中，生命伦理学一直在维护病人的权利不受医疗系统的侵害。"这位愤怒的读者说，"其主要的原则如病人自主权、行善、不伤害、正义，正是技术的对立面。"[16]

今天的生命伦理学家在进行自我评价时不会这样不加批判，但他们还没有准备好面对我所称的"生命伦理学成功的最大讽刺"——生命伦理学已被科研和临床实践所接受，成为它们的一部分。因此，它提出的批评以及频繁的程序改革只不过是生物医学呈现于公众的道德面孔。

此外，作为一个经验型学科，生命伦理学表现出一种难以把握性，其社会影响难以具体衡量。原因是生命伦理学是三种不同活动的集和：第一种是对形式"教义"的详尽解释，说明伦理问题的规范。当然，我指的是哲学家和神学家的工作，他们试图就自主权、行善、公平等可以定义政策的问题达成原则性的一致。第二种是日常临床和特定社会环境中生命伦理学的调停作用，如不计其数的伦理委员会、政府委员会的决议、知情同意的语言和形式等，能让医疗从业者和研究人员意识到病人和受试者权利的行为。第三种是生命伦理学在公共话语中扮演的角色，在报纸、期刊、电视，近年来也在网络上回应技术革新带来的困惑。还有第四种活动，它与第三种是紧密相连的，即生命伦理学在公共政策的形成、合理化、合法化中起到一定的作用。生命伦理学在这方面的高度可见性打消了公众的疑虑，暗示着在管理新出现的、令人担忧的临床和科研选择时，是有明确的道德秩序的。

因此，生命伦理学占据着三种有时会重叠的社会空间：第一是学术空间——形式、学科和文本导向的；第二是在医院和研究情境下生命伦理学的建制存在；第三是前面已说过的媒体空间。这种角色和社会行动场所的复杂性使得生命伦理学在结构上非常复杂，不易描述。因其场所、人员和作用的复杂性，我避免使用"学科"（discipline）一词，而使用"生命伦理事业"（bioethical enterprise）来界定生命伦理学。这个词包括了专家、实践以及在学术和公共空间里的仪式化和批评性的话语。

生命伦理学及历史敏感性

我已提到，生命伦理学与历史学之间可以有一些共同的分析视角，首先，也可能是最根本的，即伦理学的理解应该对应于历史学关于文化重构的工作；生命伦理学家和历史学家都应该寻求理解行为者所感知的时间和地点，并基于此做出的选择。其次，我认为，如果我们不了解具体的医学史以及医学选择所发生的社会，我们就无法理解这些医学选择的结构。这就是我前面提到的美国医院的变革，以及在对疾病的理解中日益强调的还原论。再次，这一点可能也是最令人不安的，我们必须把生命伦理学本身历史化，因为生命伦理学讨论的病人的自主权、知情同意等问题都是由当时具体的时间、地点和卫生保健系统决定的，它们与医学的特殊世界以及医学作为一分子构成的社会有着复杂的关系。

　　研究生命伦理学的学者专注于从具体的社会和机构情境中抽象出并厘清伦理原则，社会和机构情境中存在的弊端就是他们研究的动力。他们可能认为我上述的第一个观点是不言自明、甚至俗气的。此外，这种标准化的话语形式论述与医学伦理学强调医患关系的历史传统是一致的。但从以情境为出发点的历史学家看来，每一个选择都有其局限性，是必须要根据具体的情境来理解的现实，而不是合乎逻辑和道德的结果。以这种历史和社会学的观点看来，自主权是一个产物而不是目标，是临床情境的微观世界和社会这一宏观世界以及医学世界的认知和构造之间相互作用，从而产生的某个时间、地点和体制的具体结果。例如在现在的美国，很多医生发现他们在门诊与病人的接触时间被管理保健（managed care）限制在 15 分钟，他们的诊断和治疗选择也受到限制。对身处其中的人，上述的观点无须解释。在每一个治疗情境中，自主权和施为者总是被构建和再构建。对每一个生命伦理学的两难问题都不能脱离情境去理解。我已经说过，生命伦理学在定义上就是依靠情境的，它本身的起源就是试图为突出的社会问题寻找具体的解决方法。生命伦理学中去情境的研究进路不是简单的学科风格的问题，而是一种政治举动。

　　例如，把行为者，即临床医生、研究人员、病人、受试者，从他们具体的社会角色和个人的身份中抽象出来的做法对知情同意的讨论并无意义。事实上，这样做反而会模糊这些社会关系，使那些给出"同意"的事实上的权威机构和个人合法化[17]。虽然冒着背上"说教"罪名的风险，但我还是要强调一点，作为动词（consent），"同意"说明了"自主权"和"行善"的管理只是一种例行公事，具有模糊性，是权力和无权力、行为者和行为者行动对象对比的字面表现。"同意"一个病人实际上展现了社会的不平等并将其合法化，也显示了"同意者"的存在。他们非常清楚无处不在的、父权式的伦理学机制的仪式和权力等级的存在。

此外，我还认为，生命伦理学不仅由其使用情境所界定，同时，如果不了解过去一个世纪的医学史就不会有生命伦理学的自我意识。它应该意识到，新的疾病概念、专业分科的发展、行医资格的认证、临床行为从病人家里或医生诊所向技术理性化的医疗机构转移等都在其中起到作用，这个观点无须进一步说明。生命伦理学是，也应该是一个社会、人口、历史的事业，因为它试图调停的问题本身就是具体历史的产物。如果没有历史、人口和政治，生命伦理学便不能把它试图阐释的难题放入具体的情境，就会变成一种自我陶醉的技术，映射并合法化它想要厘清并理解的、同样自我陶醉、具有强烈支配能力的技术。

正如我所说的，号召生命伦理学把自己置身于历史中，要比实现这一任务把握大得多。要诠释生命伦理学的历史地位并无捷径，有多种不同的选择，反映出诠释者的立场和诠释主体的难以把握性。左派的解释认为：生命伦理学不过是撒入官僚医学车轮的几滴润滑剂，为的是平息令人生厌的人类痛苦的呐喊声。这一观点认为，就社会功能而言，伦理学不过是减轻社会和法律批评的途径，是一小撮具有伦理精神的医生的自责罢了。这一观点还认为，生命伦理学狭隘地只关注几个显著的问题，如呼吸器的插头该不该拔、克隆的生物和被阻止克隆的生物等，而忽视了不吸引眼球的政策辩论和日常临床问题。最后，该观点认为，在一个官僚化的社会里，我们创造了一批专家骨干和知识团体，来提供经过认证的、常规化的人道抚慰措施。

另一方面，在生命伦理学方面久经世故的践行者和倡导者认为，生命伦理学是一个人道的变革载体，是斡旋技术和机构改革的重要机制，是一种协助各种硬件调适的软件。这种观点认为，生命伦理学是日常医学实践中复杂的再商议中真正的约束和实在的行动者，它曾经影响过涉及人和动物受试者的临床研究行为——只需指出保护人类和动物受试者的研究条例的制定、伦理委员会的存在以及让知情同意成为现实的良好意愿。虽然无拘无束的个人自主权是一个不可实现的理想目标，但意识到有这样一种东西有助于构成超越的价值观，这本身就是在决定和限制个人及机构选择的谈判中的一种资源。生命伦理学在围绕临床医学和生物医学革新的公共话语的建构上也起了重要作用，这是一种媒体话语，关注的是特别引人眼目的问题，但这些能够改变观点的公共话语有助于重新定义政治决定的结构[18]。也许最主要的是，生命伦理学表达了广泛的社会和政治预设，即医学应该是，也必须是超越技术程序和市场交易的东西。它为人类的两难选择提供了解决方法，超越了市场利益最大化或技术乌托邦的梦想。

历史、偶然性和生命伦理学

如果房地产的三原则是位置、位置、位置，那么历史的三原则就是情境、情境、情境。在情境分析中，总是隐隐存在不确定性和偶然性。历史如同生活，总是充满无意识的后果。但在一个重要的方面，历史学家比生命伦理学家幸运，即没有人期待历史学家去解决新出现的社会问题，但生命伦理学的出现本身就是对这些问题的回应，不仅要分析这些问题，还要去解决它们。

这些问题的本质决定它们是无法解决的。我们明白，对痛苦和死亡没有最终的解决方法，没有办法去解释苦难发生时残忍的随意性。这都是人类生活的一部分，但其他一些问题可能就没有这么显而易见了。例如，没有轻松的方法去解决社会身份的不平等反映到医疗保健中的不平等问题。此外，健康、疾病以及卫生保健触动了已被深深内化的文化和宗教价值，而很少存在这些价值是同一的社会，因此，矛盾是不可避免的。另一个悖论源自我们对治疗和保健自然而矛盾的期盼——我们希望技术的有效性具有人道的面孔，但治疗和保健很难在同一情境下相连；促成实验室进步的历史环境同样制造了令人生畏的官僚机制，它分隔了医疗实践，拉开了医生与病人的距离；同样，还有因个人利益与群体利益的差别造成的矛盾，从社会体系的视角看，使某个人受益的检验或程序可能是不合理的；而社会体系一再显示了对批评的声音和道德上相左的观点的包容，并具有把它们变成体系一部分的能力。因此，也许生命伦理学的历史讽刺性就在于我们总是试图去管理人道的东西。在一个充满不停的变化、社会不平等、对实验室研究乌托邦式期待的世界里用公式来说明并捍卫永恒的价值。

注释

1. Esther B. Fein. Region to get clinics giving specialty care. New York Times, February 9, 1998, B1。
2. Andrea Gerlin. A venerable Phila. hospital charts a new course. Philadelphia Inquirer, February 1, 1998, D1. 欲更多了解宾西法尼亚医院精神病研究所出售的背景，请见:Karl Stark. Talk Isn't cheap, forcing changes in psychiatry. Philadelphia Inquirer, 1997, September 14。
3. 就在最近，费城地区的医疗保健系统因为阿格尼（Allegheny）健康、教育和研究基金会大幅度的接管策略而受挫并陷入不稳定。该基金会是总部位于匹兹堡的医疗保健系统，在其大胆的市场并购活动中，购买了费城地区医生的从业活动、医院以及相关的医学院，但不久就陷于破产，无法兑现承诺，也使具有历史意义的哈纳曼（Hahnemann）医学院和宾西法尼亚医学院前途堪忧。哈纳曼医学院是建立于 1848 年的美国首要的顺势疗法机构；历史学家更熟悉宾西法尼亚医学院最初的名字：女子医学院（Woman's

Medical College), 这是成立于 1850 年的一个先驱机构。1993 年，这两所学校宣布了在阿格尼健康、教育和研究基金会名义下合并的意愿，两年后招收了第一批学生。见 Lawton R. Burns and Alexandra P. Burns. Policy implications of hospital system failures// History and Health Policy in the United States: Putting the Past Back in, ed. Rosemary Stevens, Charles E. Rosenberg, and Lawton R. Burns. New Brunswick, N.J.: Rutgers University Press, 2006, 273-308. Naomi Rogers. An alternative path: the making and remaking of hahnemann medical college and hospital of philadelphia. New Brunswick, N.J.: Rutgers University Press, 1998; Gulielma F. Alsop. History of the woman's medical college: *Philadelphia, Pennsylvania 1850-1950*. Philadelphia: J.B. Lippincott, 1950; Steven Peitzman, *A* new and untrue course: woman's medical college of pennsylvania, *1850-1998*. (New Brunswick, N.J.: Rutgers University Press, 2000)。

4. Robert Pear. Medical research to get more money from government: an investment in health. New York Times, January 3, 1998, A1。

5. Pam Belluck. Heartache frequently visits parents with multiple Births。

6. Time, January 11, 1999。

7. 但这并不是说这些变量不重要。请见 Charles E. Rosenberg. The care of strangers: the rise of America's hospital system. New York: Basic Books, 1987; Morris J. Vogel. The invention of the modern hospital: boston, 1870-1930 Chicago: University of Chicago Press, 1980; Dorothy Levenson, Montefiore. The hospital as social instrument, *1884-1984*. New York: Farrar, Straus & Giroux, 1984 等。

8. 见 William Munk, *Euthanasia*; 或 Medical treatment in aid of an easy death London: Longmans, Green, and Co., 1887 等。

9. 见 Allan M. Brandt and Paul Rozin, eds. Morality and health. New York: Routledge, 1997, 以及本书第四章。

10. 虽然传统上认为生命伦理学运动在 20 世纪末起源于纽伦堡，但传统上也认为生命伦理学在 20 世纪 60 年代明确为一个自知的运动，是对社会变革洪流的一种反应；这些变革导致了对个人权利的广泛敏感——如妇女的权利、囚犯的权利、同性恋的权利和少数族裔的权利；同时这也是反权威主义对经"认证的"专业知识的怀疑。欲了解第一代生命伦理学的历史，请见 Albert R. Jonsen. The birth of bioethics. New York: Oxford University Press, 1998; David J. Rothman. Strangers at the bedside: a history of how law and bioethics transformed medical decision making. New York: Basic Books, 1991; George J. Annas and Michael A. Grodin, eds.. The Nazi doctors and the Nuremberg Code: human rights

in human experimentation. New York: Oxford University Press, 1992; M. L. Tina Stevens. Bioethics in America: origins and cultural politics. Baltimore: Johns Hopkins University Press, 2000。

11. 我不是说医疗实践在历史上一直是人道的、有同情心的、无私的，而是说对这一精神的坚持一直以来就是该行业团体认知的一部分，构成了医生的自我意识和社会对他们的认识。

12. Sharon Begley. Is everybody crazy? Newsweek, 1998, January 26 ,51-55。

13. 欲了解这种以学科结构为模式的价值观和行动在19世纪的根源,请见 :Charles E. Rosenberg. No other gods: on science and American social thought, 2nd ed., rev. Baltimore: Johns Hopkins University Press, 1997。

14. Jonsen. *The* birth of bioethics; Rothman, strangers at the bedside; George Weisz, ed., Social science perspectives on medical ethics. Philadelphia: University of Pennsylvania Press, 1990 ; Albert R. Jonsen, ed. The birth of bioethics. special supplement. Hastings Center Report ,1993,23 ; Ruth R. Faden and Tom L. Beauchamp, in collaboration with Nancy M. King. A history and theory of informed consent. New York: Oxford University Press, 1986。

15. 欲更深入了解具有影响力的参与者的历史，见 : Jonsen. The birth of bioethics. 与本节讨论最为相关的是第 10 章 "Bioethics as a Discipline" 和第 11 章 "Bioethics as a Discourse", 325-376。

16. Sheldon Lisker, M.D. to the author, 1999 年 2 月 1 日。

17. 欲见富有启发性的个案, 见 Renee R. Anspach. Deciding who lives : fateful choices in the intensive-care nursery .Berkeley: University of California Press, 1993。

18. 最近 Jack Kevorkian 医生成功地把生命结束时的问题变为公众话题就是一个例子。美国生命伦理学史上具有形成政策影响的事件都与惹人瞩目的事件和人物有关——从 Karen Ann Quinlan 到克隆羊多莉，这毫不令人奇怪。

10

期望的结论：历史学家、历史和卫生政策

"政策"是一个常见术语，但是，就像其他重要词汇一样，对它并不好定义。在某种意义上，它是描述性的：政策指公共部门当前的实践。但它还有很多其他涵义：政策可能意味着计划"应当"与战略保持一致——换言之，一个真实的世界"是"充满冲突、谈判与妥协的[1]。

美国卫生政策的历史表明，真实的世界并不是一个非常有秩序的地方。当前的政策看起来并不是一系列连贯的想法和有逻辑联系的实践，而只不过是多重僵局、特别联盟和意识形态倾向；不是基于事实依据上的目标的自觉承诺，而更像是强势股东间的诸多"停火协议"。但政策的结果并不随意，它们体现着不同利益方的主张和策略。公共部门的成果取决于组织化的争辩和偶然事件，而不是社会学家的预测模型和标准[2]。

因此，对于不考虑历史学界对政策的潜在贡献的常见做法，至少在我这个历史学家看来是荒谬的。组织化的争辩和偶然事件是历史，当前的政策同样是历史——即使历史学家或历史数据与正被要求的（及已被要求的）预测当前特定行动后果的任务看起来并无关系[3]。从历史学家的角度看，同样可以很清楚地看到最近的政策（包括对以往意识形态的援引）并构成了相对被忽视的研究领域。卫生政策告诉我们很多关于利益与意识形态、正式组织机构与人类需求、职业化与社会福利、技术与其应

用之间的关系。美国各届立法者、执法者、认证专家及行政官员的辩论、推理及行动组成了一系列可被称为不断发生的社会实验，为历史学家及政策制定者提供了丰富的数据[4]。

　　在本章中，有几个主题变得尤其明确：首先，公众与私人行为间的基本关系在医学中特别重要，而在美国人的其他生活领域中，则关系不大。其次，各种价值观与观念是如何塑造可能的及有利的观点，并在机构、规则与利益团体的社会策略中表达自己的。第三，在政策制定过程中总是会产生出新事物与新选择，但其本身却被预先存在的利益、观念及累积决策所建构。最后，我将强调建构的持续性，这在某种程度上是可预测的。塑造了美国的卫生保健的冲突已经产生，并将持续生成，这些冲突来自前述三方面基本因素间的相互作用及矛盾。

　　所有这些不仅是卫生政策的基本主题，更普遍来讲，对美国历史也是同样。医学是一切社会的指示器及基本成分。所有的医学都是社会医学，卫生保健的提供将个人的生命与更大的社会与文化存在联系起来了，强调这些是老生常谈，但是这个陈词滥调并不总是指示学术研究的优先权。看起来蜿蜒曲折的美国卫生政策历史强调了这个启示，虽然陈腐，却是事实。

公众与私人

　　在美国卫生保健史中，再没有比公众与私人之间的交织关系更重要的了。就此而言，美国的特殊性并不在于对市场经济和个人主义的独特偏好，而是对较复杂事实的普遍忽视。在美国历史中，公众与私人的相互交织关系是如此普遍，以至于几乎被视若无睹。从南北战争前运河与铁路修建的土地赠予，到 20 世纪对航空工业的支持；从 19 世纪为了保护本国公司的关税政策，到今天的外包军事业务都是如此。在医学中，同铁路和军事 - 工业复合体中一样存在这种现象。所有这一切组成了一种集体责任，意味着——如果不是要求的话——政府要扮演积极的角色。第二次世界大战以来，公共部门（尤其是联邦政府）支持了医学的所有方面——基础研究、生物医学科学家与临床医生的培养、卫生保健的提供，以及医学相关事务的管理。

这种传统甚至比美国的历史还要久远。例如，宾夕法尼亚医院就是在法律补助金、私人善款和基金会的共同资助下，于 18 世纪 50 年代初建立的。同样，在维多利亚殖民时期，为了担负起社区责任，议会创建了殖民地的第一所精神病医院，收治依赖性精神障碍病人。在美国，无依靠的人和病人是存在共生关系的复合体。例如，救济院通常都有医护病房，一般人很难根据它们的救济功能进行区分[5]。19 世纪时，各地发现有很多途径可以来支持卫生事业，从彩票、税收政策，到现金支助。州政府建立了很多机构来照料精神病病人、结核病病人，后来某些州甚至发展到照料癫痫病人和酗酒者。

这一切看起来很自然。健康与医学总是被视为公共利益，从而不同于——如果说是依赖于——经济关系。医学在市场中，但不完全属于市场。可以说，痛苦、无助、疾病使医学在历史上被神圣化了，医学救助病人与无依靠的人的这方面功能将提供医疗和救助与政府的福利责任联系起来了，如同传统观念中的宗教善行，以及当代将获取医学保健看成民主社会中的公民权利一样。公众与私人、社区与个人、精神与物质之间自然却又错综复杂的关系常常是美国卫生保健的特征。在医学中，大众与个人的区别并不显著，就像艺术与科学，或照料与治疗一样。在卫生领域中，政府与市场、公众与私人很难被看作是边界清晰、彼此独立的领域，除非出于分析的需要而在抽象的意识形态上对它们加以区分。在真实的世界中，它们没法被单独理解。

历史学家的任务就是去理解这些相互关系的构造。例如，我们应该怎样理解药物的开发、规范及其临床应用？尽管现在的关注点都集中在相关各方的决策上，其实事实远要复杂得多。政府资助了许多基础研究，以及各个层面实验研究员的培养，而且近百年来都扮演着管理的角色，近年来又通过老年医疗保险计划（Medicare）、医疗补助计划（Medicaid）、退伍军人管理局（Veterans Administration）在市场中扮演起了直接或间接的购买方角色。专利法和法院构成了政府介入医疗领域的另一个重要方面。医学界也扮演着很重要的角色，在药物的接纳和临床管理上成为智识之源及道德权威，从而占据了私人的却充满着公众利益及权威色彩的位置[6]。正是基于此背景，我们必须将当前争论不休的处方药支付问题看成是愈加明显的难处理的政治性的——并被政治化的——连接着私人与公众、合作与利益团体的议题。

这种模式也许可以被称作医学的混合经济体（mixed enterprise in medicine），是很难局限在药物及其临床应用的世界内的。美国的医疗机构史反映了同样的模式，医院和门诊服务从来都是与公众利益紧密联系的，例证是至今仍有很大一部分掌握在非政府、非营利组织手中。医院被认为是充当着将病人恢复成有生产能力的社会角色的基本社会功能，即使病人成为具有更强能力、更少机械化、更富精神的健全人。就像我刚刚说的那样，甚至医学职业的规范也反映了同样的模式。医学职业委员会是私人实体，但他们实际上肩负着公共责任。他们的策略和专业活动也产生了社会、法律、教育甚至经济方面的作用。

我指出过，出于工具目的和道德方面的双重理由，长期以来，政府被认为应当在保护普通公民的健康并至少提供无助者和穷人最低的照料方面担任某种角色。这种说法很难引发争议，但是不够准确。文化设想、机构形式和技术能力在历史上都是特定的，就像医学本身一样。直到 20 世纪中叶，在盎格鲁美国人中只有少数人认为公共部门有责任支持医学研究。直到 19 世纪末，大部分普通民众才意识到通过谨慎颁发职业医师证来控制医疗市场准入很重要[7]。但是，甚至在美国建国后的早期，社区都被认为也应该拥有传染病隔离所，以及给慢性病病人和残疾人提供照料的最低限度的卫生设施（例如，早在 18 世纪末，联邦政府就发起了意在保护海运商人和工人的医疗保险计划，这些人被认为在战略上重要而且有较高的患病风险）。显然，我们的社会设想自联邦时代以来发生了巨大的变化——政府在医学中的角色发生了重大变革，尤其在最近 3/4 个世纪里[8]。然而，公共部门在保护社区和个人健康中扮演角色的主旋律仍然是事实，尽管不断地重新定义、谈判，而且持续地扩张，可能这种扩张也是不规律的。即使在义正词严地要求小政府的 1/4 世纪里，在词汇上，甚至在政治词眼中，涉及公共部门在卫生保健中的角色部分也几乎没有减少。

　　类似的模糊性层层笼罩着医学职业及其与市场的关系。医学一直是门生意，用历史词汇来讲，直到相对晚近的时期，美国的医生都不得不在激烈的竞争中无情地搜寻有利可图的病人来谋生。然而，医学的职业特征和似是而非的市场性在历史上保持着一种特殊的道德和智力的风格，超越了物质现实，反映了人类生命的神圣和医患关系的情感向心性和特殊性。在过去的一个世纪里，医学界宣称要自我规范，而且随着他们掌握了越来越有效的临床知识，他们的行动自治得到了合法性的辩护。医生不再像前现代化的某些时期一样，由牧师担任。当代的许多其他职业也都在深奥的知识基础上宣称有合法性。然而，医生这个职业仍然保留了一些特殊的东西，在伦理规范和必备的知识上有着职业的特殊性。在许多个世纪里，作为绅士，医生不能要求诊费，而只能期盼着谢礼。不过先辈们的这种矛盾情结似乎形成了一系列价值观，成就了医学的特殊地位，并有助于医疗行业身份及自治要求的合法化。人们向杰出的医生咨询，部分原因可能是由于医生的道德境界和绅士风度，学识和技能被认为是这些优良品性的自然产物。

这种道德名望和技术专长上的双重传统，长期以来强化了医学中公众与私人间的相互关系，即使在这种关系的规模和范围都发生了巨大变化的过去 2/3 个世纪里也是如此。医学传统上对神圣、无私及公众利益的认同，模糊并融合了智力、技术及器械。这些不同权力资源的融合模糊了存在潜在矛盾和冲突的领域。其中某些冲突是明显的。医生是否必须满足最大化的民众利益，或者必须对他们的居民朋友们承诺无私奉献？他们是治疗者还是科学家？医生职业的社会角色与责任的这些矛盾，如何在公众言论范畴和作为卫生政策组成部分时保持一致性？这些问题强调了公众和私人价值及政策之间不断且不可避免的相互作用的一些方式，而且以各种不同的形式互相组合。

价值与结构

对于"医疗保健系统"这个词在传统用法上仅仅指代经济与管理组成部分我一直感到不满意[9]。系统意味着互相作用与包含，就医疗保健而言，就是无数的文化期待和规范，或者制度、政治、技术，还有经济因素。我这部分论点可以被称作卫生政策的"文化政治学"——必须与卫生政策的"政治经济学"对等。其中的联系与约束无处不在。这一点无须赘述，因为我们近年来经历了多场辩论，关于流产、克隆及干细胞、临终管理、老年人照护及药物的提供、基础及应用科学的展望等。无疑可以轻松地拉长这个单子。

我们很容易就能指出与医学相关的某些特殊的文化价值：对生命和能力丧失的态度，对老年人和年轻人的态度，对技术和死亡的态度，还有对男人身体和女人身体的态度。不过，卫生政策当然也被普遍的价值观和言辞策略所塑造，也就是说，这并不是医学所特有的，比如个人的责任观（区分工作、贫困及依赖，区分富人和穷人），针对政府的态度，以及对于作为社会产品最佳分配者及机制的市场的态度。与此类似，在应对难以处理的社会和政策问题时，技术解决方案（有时在评论时会这样称呼）也承载着诸多文化价值和实践期待。这些态度都不可避免地含有政治意味。例如，技术发明会呈现出并经常被理解为政治中立物，从而可以更容易地获得资助和接纳。只有在追溯时才能知道真正的花费和收益。

我们中的绝大多数人对科学医学的世界持有全身心的信仰，这是一种发自内心的对于现世拯救的难以言表的希望：现代医学会延长生命，避免苦痛，并提供有尊严的死亡。研究的理想化及其设想的应用实践，即使在我们看来具有浪漫性或欺骗性，都会成为有利于科学系统的部分感情或制度，医学也是一样。这种希望在普通民众中更深入人心。想一想 Sinclair Lewis 的《阿罗史密斯》（ *Arrowsmith*，1925），或者 Paul de Kruif 的《微生物猎人》（ *Microbe Hunters*，1926），书中将细菌学家和公共卫生工作者颂扬为无私的抗击传染病的战士。我们还可以想想围绕着基因治疗和干细胞研究承诺的新一代希望[10]。最近关于理论科学的商业开发的争议也部分折射了徘徊在通常被称之为研究的自由——根据直觉观念，自然世界的知识是所有男人和女人的共同财产（当然也包括支付了大部分生物医学知识费用的美国纳税人）——之上的价值观。没有设想可以与市场化运作的实践轻松衔接，因为市场化运作强调的是私人部门、物质激励，以及对学术与公司身份之间模糊的边界[11]。

另外一个被广为散播的价值观可被称为医学的还原论。大多数病人以及医生都希望疾病是生物病理机制的后果，从而可以被完全理解并彻底治愈。这些观点在历史上——可能不是在逻辑上——是与广为流传的反还原论观点相矛盾的。反还原论观点认为精神和身体之间存在着相互作用，身体有自愈力。疾病、照料、治疗，以及医学的使命有着社会根源和多种原因。虽然很难接受还原论的全部观点，医学组织通常接受实验室成就并对其予以奖赏，并受益于技术创新带来的地位和公众常常不切实际的期望。我们将疾病看成是个别的及机械论基础的倾向会产生很多社会后果。例如，对有行为表现但在机制上尚未达成统一的病症，从保险赔付到社会合法性上，就不可避免地成为一种非正式的次类情况，而在价值谱系的另一端，则对遗传医学诱人的确定性持有不真实的，或至少是不成熟的期望[12]。

然而，与此同时，美国人并没有放弃一种普遍存在的渴望，即将个人在病因学和疾病控制方面所负的责任最大化。在关于任何身体不适的讨论中，文化总是需要寻找一种道德责任上的逻辑，将健康后果与可能极小的潜在的应受谴责的个人选择联系起来。这里，我指的是关于公共卫生对于诸如艾滋病、吸烟、胎儿酒精综合征、药物依赖等的反应的常见争论。很容易就能将酗酒者、肺癌病人，或者抑郁者归咎于意志薄弱，从而引发他们对自身的埋怨。社会仍然需要谴责对象。

所有这些例子表明，历史境遇下的文化设想（或价值）合法化并建构了公共政策。这并不是因为这些设想在一些不确定的文化空间中飘浮不定，而是因为它们是具体化的，并表现在政策、利益、自我感知以及特殊人物的道德层面上，进而表现在他们对政策提供的选择中。这样的价值观扎根于个人自我的特殊意识及团体自我（例如医学和护理）的组织观念中，塑造了预设，并构成了政治上的约束和动机。

进程、体系和结构

　　政策的特点之一就在于其累积、发展或进程的方面：每一个决策及其后果随着时间的推移相互作用，确定了一个历史构造的新的现实，这一现实往往超出了当代行动者的预期。该系统从可见的决定点出发，详细制定了随后的行政常规与具体经验，连同其他相关变数塑造了下一步的公共政策方面的可见转变。所有这些都与周期性的对峙、谈判、重新谈判的背景有关，这种背景在历史学家的角度来看特别有用。政策的制定和随后的实施为我们提供了看到有关的成本-效益的机会。这些成本和效益针对的是特定的男性和女性，因为他们在特定的时刻选择了各种可用的选项而感知到的。

　　当然，从一个必要的角度看，卫生保健系统是一个因变量，它是政治体系的一部分。在富兰克林·罗斯福执政的那些年里，健康已成为一个国家、州，甚至地方政治的实质性的和日益明显的问题。我指的不仅是医疗服务的提供，还包括有关环境、收入分配和生活方式的政策：所有这些都可以对健康产生影响。医药界越来越多地反映、体现并受到选举政治领域的支配，并且越来越多地改变了政党结构。这种改变不仅表现在思想上，而且表现在其与其他政策问题的关系上，以及在制定预算的优先权上。游说团体、地方政党、立法委员会的考虑都在确定具体的卫生保健法规轮廓中发挥了作用——同时创造了一个不断扩大的官僚机构，这也不可避免地反馈到相关的社区和服务机构中 [13]。每一个公共项目都创建或重构了有兴趣的支持者：医院、药品和设备制造商，护士和医生都可能从政府政策的变化中受益或受损；每一项提议意味着既有赢家也有输家。从最大的历史意义上说，官僚主义和技术创造了新的医学。政治制度，如医疗保健制度本身，必然包含价值观、感知的公平、现有的技术和体制形式，这些集体确定并构成了其可能性并且映射了其合意性。

尽管有很多变化是逐步、渐进并难以捉摸的，政策的性质就意味着定期公开讨论和决策。如何供给卫生保健的经费？医院如何偿付？如何照顾抚养的子女？如何预防性传播疾病？药品是如何被认证为安全和有效的？围绕着这些问题和决议的讨论和冲突——哪怕是暂时的——告诉了我们大量的政治目标和策略。一系列的事件创建了一个不断修正的一连串的结构的选择。通过追随这些事件，历史学家在设定具体政策的考虑、通过及之后的管理时，就可以聚焦在有关的利益、权力和权威位点上。如果卫生保健系统包括价值观念、个人和集体的利益及历史，那么政治进程就可以让我们审视这个系统，并在一定意义上衡量这些变数。例如，有人认为，在最近的讨论处方药中，医学和医学专业、制药公司、病人权益团体、保险公司和政党的战略管理者均发挥了作用。这种分析表明，医学界并不总是铁板一块，即专业可能有不同的利益，学术的和社会的医生同样可以有不同的利益，即使所有的人都共享了某特殊协会的利益与观点。正如我们所知道的，护士与医生或医院在利益上有显著的不同。我们同样清楚地认识到，营利和非营利性医院可能有不同的利益，正如社会和大学的教学医院可能的那样，虽然他们都诉诸对技术和临床疗效的普遍观念。所有这些也与地方、州和国家政府相互作用。卫生保健系统包括说客和幕僚，正如它所包含的文化规范、技术合理化的希望、医生和护士学科身份一样。没有联盟通常就无事可做。联盟的性质可以告诉我们许多基本架构以及政治进程。研究卫生保健立法和执法的历史有点像步入一个众所周知的香肠工厂的幕后。它使我们能够研究还未能形成现实的"政策形成"。严肃的卫生政策研究者也应当是政治科学家和历史学家、人种学家。

跟踪这一政治进程使我们关注结构，对结构的分析让我们对这一序列有很好的理解，它允许我们对文化价值以及经济和行会的利益进行配置，甚至权衡认证专家的影响以及他们收集和展示的数据。事实上，一个最需要注意的政策问题是理性的人和问题解决者的作用。他们在政策导向智囊团中工作，然后进入学校，进入咨询部门，或进入政府。我们应该如何理解这些人的影响？他们是否发动了改变或只是提供了一个集成的理论和模式——适当的决策者用于特定目的工具箱里的工具？

也许我应该在这些专家中列出人口统计学专家来促进政策讨论，因为，正如我所假设，但没有明确指出的，人口本身就是一个重要的卫生政策变量。它引发问题，在社会上引起可见的争论，并要求回应。想一想从农村到城市尤其是西部的工业城市的人口和流行病的变迁，无论其原因如何——这都产生了老年人口，并要求公共部门对持续增多的慢性病和能力丧失的疾病作出回应（以类似的方式，有人认为，应关注儿童，在低儿童死亡率的环境方面形成地方和国家水平的公共保健政策）。潜在的病人分布情况不仅对卫生保健分配提出了挑战，而且在我们的宣传型社会，创建了一个强大的压力集团——拥有投票权的老年公民。

一种关于全球化的论点也许正在形成，因为已经清楚地预示全球化将可能创造一个社会和生物的以及智识、经济和地缘政治的社会。艾滋病、多耐药性结核病以及一般的新出现的疾病暗示和预示着一个充满风险和互相联系的世界。这个充满风险的世界意味着与道德和政策的两难困境相关联；学术界和政府部门的研究人员和制药公司对至今仍在发展中国家造成死亡和残疾的各种传染病和寄生虫病投入了相对较少的努力。不过我们都清楚地知道，最近对这一问题的清晰认识已经构成了一种新的政策变量[14]。

结构性冲突

我的论述中的一个总主题是在某些程度上，在美国卫生保健中，持续存在着的结构性矛盾是异常复杂的、体制范围的及有助于形成累积的决策。这些冲突曾经是历史的产物、构成和预言报器[15]。我想提出七个这样的冲突：

1.在历史上，市场在系统中作为资源配置的地位是在不同的条件下确立的。我们大多数人难以接受工具效应和市场理性作为提供卫生保健最终决定因素的观念。

2.后果评价问题。如何衡量一个有效的医疗保健制度，临床疗效或人道的结果都不是一个轻而易举的指标——或最终将两个都列上？

3.全球医学标准和地方采用具体情况之间在不同层次上的内在冲突。

4.边界问题。医学应该在哪儿停止而让度于他者？

5.在组织欠佳的系统内，技术上和体制上内在的以及无所不在的变革，往往与文化上的难以预测后果的价值创新相竞争。

6.问题不仅仅是与政府的领域明显相关，而且与去中心化和碎片化的权力位点相关。

7.医学作为一项基本的社会功能反映，包含和表现了社会等级、地位和权力更普遍的状况。

这些问题将继续在可预期的未来构建着普通美国人的医疗保健。让我再详细说说这些持续的冲突。

市场：问题和（或）解决方案

医学一向是一个积极探索的世界，即使它经常援引而且往往采取的是神圣和无私的传统。然而，在今天的高度官僚化的社会中，在灵魂和身体之间以及无私和物质之间时常不稳定的关系，变得特别地紧张，不仅有程度上的增加，还有新的紧张出现，在某些方面不稳定是由于市场本身是一种理性机制。市场规则的效力给这种不稳定配置了更多的有关医治病人，并确定人道的目的传统观念。

这个冲突长期以来一直是含蓄的，但已变得越来越明确。正如从管理保健或制药业最近历史的非常清楚地看到，将私营部门的竞争为实现稳定和良好的医疗提供了现有最佳机制的观念有效地兜售给美国公众。大多数美国人认为，卫生保健，尤其是他们的卫生保健，是一种权利，而不是一种商品。对以削减传统的雇主为基础的健康保险计划的愤怒反应，以及在越来越多的未保险的人中普遍日益增长的不安，反映了这种假设。但是，在这个意义上的道德权利构成了政治现实，它与另一个思想上的现实相冲突：对政府的强烈怀疑和一个同样的普遍假设，即市场本身就是一种可以解决问题的技术。自由市场倡导者认为，虽不是一向明确地认为，价值冲突是虚幻的，因为市场最终建立了现有的最佳机制，并给大多数人提供了最多的利益。

但我想说，这一论点构成了我们社会的另一个地方病例子：整体问题的一个还原论者的解决方法。市场和决策的合理性在一个复杂的世界里可能是一个必要的技术，但它显然自身并不充分或不足以自治。市场奖励措施可能会强大，但它们并不是唯一的。此外，政治权力以及机构利益可以扭曲并部分地构成市场。希望构成了另一个强大的外部力量。

人道主义的传统与乌托邦的生命延长和疼痛阻止等浪漫技术相连，使日益增加的成本成为可能，并提出了引人注意的问题，即这些费用的情况如何——物质和生存——最终必须偿还。美国高技术的医疗保健系统的好处是难以实现的，并且很难还原为一贯的可估测的费用。

测量效率

我们既没有一个简单公认的衡量临床优越性的指标，也没有一个简单的衡量痛苦的指标。延长平均寿命，以及降低婴儿和产妇死亡率显然是有益的，并且它们诉诸明确的方法，这些都构成了一个强大的说服效果以及政治上的论据。然而，在一个老龄化社会，人们面临着焦虑，它与关注健康和有希望的治愈技术的诱惑有关，这些合计数据显然是不够的。因此，一些概念如生活质量或调整质量生命年创造出来了。但是，这种正式建构不可避免地未能捕捉和平衡卫生保健机构中的成本和效益——对个人和集体来说也是这样。有人试图为不可测量的商品提供一个衡量尺度，不过这类尝试不会令人满意也难以避免。

这仅仅是关于达成保健政策共识更多困难的一部分，也是定义成功的问题。卫生保健有什么功效，以及它如何涉及生理或社会功能——它们自身是明显远离这些术语的吗？用什么来衡量，依据什么标准？如何从道德和政治上判断什么是适当的资源分配？如何落实有关权衡质量和成本之间的决策？但是，人们很难追问下去；这些都是对卫生改革者熟悉的抱怨，也是生物伦理和政治的主要忧虑，并且没有结束的迹象。

全球性与地区性

医学在一定程度上是客观和普遍的。我们大多数人这样认为，即它是一个不断发展的获取知识、实践和工具的进化体。然而，我们也同样认识到临床实践中地区间的差异很大，即使在美国大陆上也是如此，而且所有这些差异并非都可以用资源的不平等来解释。如果我们考虑国际的层面，差异自然更是显著（试设想约翰·霍普金斯大学培训的医师在尼日利亚首都拉各斯或秘鲁首都利马执业——即使是在一个精英化的、装备精良的医院里）。可用的资源和体制的现实决定了在假设的可能性与实际的可实现性之间持续地协商，在假设的最佳——全球性的解决方案和地方环境产生的难以解决意外事件之间的张力导致了永久和继发的紧张。没有一个简单的策略能找到实验室发现的一般真理或随机试验在特定时间和地点应用知识之间达成平衡。这种结构上的冲突又不可避免地引起了法定权威与可用资源社会优先权等问题的争议。

边界张力

　　这个问题的另一层面是这种平衡是只能加剧、加紧。这就是边界问题，即确定医学在哪儿终止而让度于其他。例如健康促进的目标应该花多少钱？它胜过其他的价值观念和利益吗？烟是不是毒品？何时由于FDA 的失察而导致营养补充品成为一种适当的药品？肥胖是一个临床医学问题还是一个社会的、建构的和文化的以及社会政策的问题？肥胖问题是被健康政策伪装成了个人的责任吗？暴力问题是由疾病控制中心还是由犯罪司法系统来处理？药物滥用是由精神病专家、社会工作者、牧师还是警察来负责？这种边界的争议表现在许多层面和许多场合上，但负担仍然是相同的：谁应负责？应在多大程度上关注个人超过关注问题行为的医学化的决定论暗示？

　　还有一个监督问题，医学该由谁来监督？行业协会主管部门，还是社会和医疗专业委员会？还有医疗实践，由政府还是法院来监管？我们都知道关于所谓的"补充医学"或"替代"医学引发的争议——以及它提出关于建制边界问题，界定医生的作用和知识及合法的地位[16]。

预防医学大体上提供了另一个领域的争论。有毒物质、香烟、胎儿酒精综合征经常出现在辩论和争论中。筛查胎儿遗传缺陷在道德上是中立的技术选择吗？——或偶尔需要进行宗教反省，因为堕胎与筛查是如此的紧密相连？我们如何平衡个人的临床判断、成本—效益计算，以及循证医学在证明特别是在诊断或治疗的程序中不断变化的共识？这些不仅是管辖权和边界问题，而且也是行使社会权威的问题，这些问题将继续存在冲突和争论。

技术变化及其不满

比医学上持续的技术变化更值得期待的是围绕这种变化的辩论和冲突。所有这些鼓励和支持创新的社会期望也孕育了关于经济成本和道德适宜性、准入和专业控制方面的冲突。对高技术医学非人格化批评的人道主义关切可以追溯到 20 世纪之交。回顾起来，当时的技术相当简陋，对费用的忧虑也同样长久。最近，大多数美国人——而不仅仅是生命伦理学家和卫生经济学家——对无效的临终生命的技术维持费用有许多经济和道德上的批评。重症监护室和呼吸机被社会各阶层的人视若仇敌[17]。我也要提到被广泛讨论的过度诊断和产生大量无症状却需要治疗的疾病的危险。我们生活在一个经常存在关于人类克隆，以及肉体可以带着不断增多的替代部件而活着的敌托邦式幻想之中。

权力的位点

正如我所暗示的，医疗权力施加的背景是支离破碎的，而且并不总是一致的。一个极端的例子是在临床——医生作为医治者的合法性的根源地方。存在于智识、官僚和行政因素中的各种权力，制约并塑形了个体医生的医疗实践。我指的是从偿还方式到隐含在疾病协议中的实际限制，以及循证医学，大型保险公司采用的实践指南等所有事情。传统上医生们认为临床关系是由他们所控制的——由于道德和逻辑两方面的原因，保持适当的临床空间受个体医生的控制。在今天高度技术化和日益官僚化的社会，人与人之间的决策权威已越来越多地被疗效、成本-效益，以及所有那些限制临床选择的普遍理性所损害。随机临床试验的结果，临床流行病学的结论、运算法则、协议和保险管理程序的门槛，所有这些都意味着决策水平的结构性冲突——不仅是一种以关于保险提供或住院资金为中心的被称为宏观政策的冲突，而且是一种以日常临床决策的微观政策为中心的冲突。没有简单的策略在实验室发现或随机试验的普遍真理与病人的特殊生理和社会状态下以个别医生为中心的真理之间找到平衡。这种普遍真理与具体情况之间的冲突将无法通过一些共识委员会或成本-效益分析得到解决。

在临床决策中适宜的权威的问题是宏观和微观的权力和政治问题，但它同时也是一个伦理、政治理论和政策问题。在美国复杂的联邦制度中有一些明显的有关联的问题。如何在州、联邦和地方政府之间取得适当的平衡状态？在美国历史上，这是一个经常性问题，在一些显著问题上表现出了争论，如堕胎政策，美国俄勒冈州的"死亡权"的立法或美国加州的医疗大麻条令。更根本的是在这些地方司法权的传统定义与保健应普遍获取的而不是取决于一个人的居住地与一个人收入的道德直觉感之间的冲突。谁制定从研究黄金的分配到提供资金资助照顾穷人和无保险者这一切的优先权？税收政策，同随机临床试验一样，有助于形成最终给特殊病人的照顾。卫生保健的政治和行政的现实在地方、州和联邦层级的需求与责任中也表现出复杂的相互作用和相互依存。美国联邦制意味着当地的社会需要和现有资源的差异，这往往是与作为合法化的医学目的设想不一致的棘手现实，这也是一个全球性的知识和实践的主要问题[18]。

作为社会映像的医学

最后，当然，医学反映了所有带有我们社会特征与标记的歧义和冲突：社会福利政策，在关于毒品的法律和对抚养子女的帮助中的对待种族的具体态度，在艾滋病的政策和性教育中表现出的对性的态度。改变媒体和信息的现实意味着改变社会关系；人们只需要在网络电视上看消费广告就可以发现一个慢性疾病、人口老龄化，以及正在进行的一系列政治提案和商议的新世界。同样要提到的是疾病援助社团通过互联网集结和发布消息的能力，与很多政党所做的相差无几。随着人口老龄化和经济的增长，卫生保健事业日益突出，健康问题同税收或工业政策一样不可避免地受到游说和政治策略的影响。

历史与建构的偶然性

政策总是历史的。过去的事件界定了可能性和可取性，设置任务，并确定奖励、可行的选择，然后出现各种可能的结果。随着时间的推移，那些选择重新设定了它们自己，并趋向于证实自己——但在任何特定点可用的选项是高度建构化的。历史学家的任务就是辨别这些可能性。最重要的是，历史可以而且应该对世界的政策和政治有所贡献的是，在决定和协商中明了其背景和复杂性。政策的制定是偶然的，但它是一种结构性偶然[19]。从这个意义上讲，与存在于任何其他社会科学与政策的决策和管理之间的差距相比，历史和政策之间应没有任何差距。

　　但是，在某些方面它是一个听众和预期的问题。历史学家作出了令人不舒服的预言。我们认为，历史学家应该回顾，而政策的实质是预期——好像现在不是建立在过去的基础上，而未来也不是建立在目前的基础上。历史无法预测将会发生什么，它是一个更加有用的工具，它可用于预测不会发生什么。或者，换句话说，思考选择什么之前先确定不选择什么是一个重要的思维方式。但历史不只是一个决策者和政策科学家们可以提取有益训诫或鼓励的数据库，从历史实质本质来看，历史是一门具有自我约束和必要性的复杂学科。

　　　每一位政策和实践界的参与者都有他或她自己的历史，创造了社会和合法的政策选择。对于那些在他们自己特殊的政策语境中利用它的现实世界的人来说，历史学家的工作只是一个去情境化数据来源。但是，正是历史学家与政策的距离，使历史学家的角度变得非常宝贵。为了保证有效性，历史学家必须保持其学科身份认同，坚守他们自己的成就标准和优秀典。我们（历史学家）在政策的混战中是旁观者——甚至可能也下了赌注——但至少我们并不亲自参战。

注释

1. 在我们的纪律和官僚社会，它也假定专家（包括为各种利益游说的说客）在与当选及未当选的决策者在所谓的政策社会中的相互影响。政策也可能意味着建立在与数据、数据分析和之后决定及做法相关联的基础上的合法性。最后，在国家一级，国内政策假定了中央决策的中心和边缘逻辑，即使在特别决定的执行中下放了权力（如公共医疗补助制度中，或在不同领域的专业认证中）。即使卫生政策这个词意味着过于整齐划一的行动，但卫生实践和支出在一个复杂的和互动的政治和经济决策世界中可以是绝缘的。进一步的阅读，参见：Rosemary Stevens. American medicine and the public

interest Berkeley:University of California Press, 1998; Medicine specialization as American health policy: interweaving public and private roles// History and health policy in the United States: putting the past back . Rosemary A. Stevens, Charles E. Rosenberg, and Lawton R. Burns. New Brunswick, N.J.:Rutgers University Press,2006。

2. 这并不是说这些贡献没有或者不会有用，有时会起主要作用，但是限于适当的权力和辩护背景下。

3. 事实上许多蔑视历史的政策制定者本身就扮演着一个历史文物的角色，需要历史和文化的解读，不是在逻辑上解读，而是作为术语。每一个学科和政治位置都有自己专门的历史：护士的历史与医生的不同，医疗保健的自由市场与强有力政府的提倡者的理解不同，但是所有这些拥有一个共同点，即都自发地用战术上有利的历史术语来构建和合法化政策承诺。

4. 运用历史来反公共政策的例子，参见: Daniel M. Fox. Health policies: the Britishi and American experince,1911-1965. Princeton,NJ.:Princeton University Press, 1986; Power and illness: the failure and future of American health policy. Berkeley:University of California Press,1993。

5. 关于医院参见 :Charles E.Roseberg. The care of strangers: the Rise of America's hospital system. New York: Basic Books 1987, and Rosemary A.Stevens, In sickness and in wealth: American hospitals in the twentieth century, rev.ed. Baltimore: Johns Hopkins University Press,1999。

6. 虽然这个专业从历史上看具有可协商的自治地位，这种自治本身的合法性在某种程度上是由符合公共利益的医学传统确定的。

7. 还有一些联邦政府在 19 世纪开始的其他领域，最突出的是农业，然后是工程、地质勘测，以及（间接的）对高等教育的普遍支持。

8. 应该强调的是，美国政府在履行这些职能中各个级别是不稳定和不一致的。

9. 我们在传统上是指我们的"卫生保健"制度，而不是我们的"医疗"制度，并非毫无意义，它反映了另一个区分公共和私人的用法——从而掩盖了这些常见的不同类别间的区别。甚至在"私人"行医中也包含了一些可以被称为"公共"的医疗——就像针对传染病的免疫一样。

10. 有一种对抗反面乌托邦式的版本，或可以称为弗兰肯斯坦版本——暗示着技术创新的日益增长的危险，但我认为，这种忧虑一直是少数人的主题。

11. 这并不是说，这种关系是前所未有的，但他们往往被看作是激进的新奇之物——在道德上是有害的。

12. 参见本书第六章。

13. 我指的是从医院和门诊，到专业委员会和健康维护组织。

14. 应当指出的是，我们在一定程度上生活在一个医务人员和医疗教育以及金融和制造业日益全球化的世界中。

15. 大部分这些西方医学建构中的冲突是普遍的，并不仅限于北美。然而我讨论的重点是美国。

16. 参见本书第七章。

17. 关于对持续投资高科技医学的经济和人类理性上的辩护，参见 David Cutler. Your money or your life: strong medicine for America's health care system. New York : Oxford University Press,2004。

18. 引人注目的是那些临床实践中仅仅是假定的为它自己进行的逻辑和道德上的矛盾的辩护了表明区域模式的研究是如此地不一致与不合理，因此需要改变。

19. Paul David 的"路径依赖"这一术语已成为世界政策中的老生常谈。对于一个历史学家来说，它是历史的另一个可用术语词汇和事实上的替代品。我使用"建构的偶然性"这个词是因为我希望强调，在决定和协商相关联的关键领域是建构的而不是有条件的。参见 David. Clio and the economics of QWERTY. American economic review 75,1985, 75: 332-37, and "Understanding the Economics of QWERTY: The Necessity of History" in economic history and the modern economist ,ed. William N. Parker. Oxford: Basil Blackwell,1986 ; W. Brian Arthur. Increasing returns and path dependence in the economy. Ann Arbor: University of Michigan Press,1994 ; Jack A.Goldstone. Initial conditions. general laws, path dependence, and explanation in historical sociology. American Journal of Sociology,1998,194:829-845。

致　谢

　　本书是基于我作为一名专业历史学者，一位生活在医学从日常生活公共话语的边缘变成为中心时代的观察者的工作。医学发现、卫生政策政治学、伦理（通常也是政治的）争论时常出现在新闻栏目中，而制药公司的利润、企业游说团体、医院并购、保险业务、个人破产以及医疗过失诉讼则可成为商业栏目的头条新闻。当然，电视、互联网页面强化并部分构成了我们对医疗的期待与焦虑的特殊世界。本书受益于这些公共争论的激发，但并不讨论个别政策的选择，例如，我们应当如何调整健康保险或者避免医疗过失的裁决。本书试图批判性地思考医学的基本问题，这些问题关系到诸如我们如何看待疾病？我们如何看待医学界的道德和智识责任？我们如何考虑医学既存在于市场中又需要超越市场？我希望在本书里不仅思考医学，而且也提出我们应该如何去思考医学——思考支撑和部分构成医学界的社会。

　　与许多朋友和学生的讨论以及他们的建议，让我受益匪浅，他们对本书的贡献难以一一提及。不过我还是要向那些数年来一直对本书提供了帮助的学者致谢：Robert Aronowitz, Allan Brandt, Gretchen Condran, Leon Eisenberg, Drew Faust, Steven Feierman, Renee Fox, Susan Lindee, David Mechanic 以及 Barbara Rosenkrantz。我也从我在宾夕法尼亚大学和哈佛大学指导的研究生那里学到许多东西，他们教给我的至少与我教给他们的一样多。

　　我还要感谢以下期刊和出版社允许重印（稍有修订）起先发表的文稿。第二章的原标题是"诊断的暴政：特殊实体与个体经验"，发表于 Milbank Quarterly 80（2002）: 237-60；第三章和第四章发表在 Perspectives in Biology and Medicine，题目是"争论的边界：精神病、疾病与诊断"46（2006）: 407-24，"驱逐风险：改变越多，不变越多"39（1995）: 175-97；第五章发表在 Bulletin of the History of Medicine，题目是"进步的病理学：文明的风险观"72（1998）: 714-30；"20 世纪医学的整体论"登载于 Greater than the Parts: Holism in Biomedicine，1920-1950（纽约：牛津大学出版社，1998），第 335-355 页；第八、九和十章与原来发表的文稿稍有不同，"意义、政策与医学：论生命伦理学与历史"发表在 Deadalus 128（1999）: 27-46。"期望的结论：历史学家，历史，卫生政策"载于 Rosemary A. Stevens, Charles E. Roshenberg 和 Lawton R. Burns 编著的 History and Health Policy in the United States: Putting the Past Back In 一书中（New Brunswick, N.J.: Rutgers University Press, 2006）第 13-31 页。

采集东西方文明　传播医学人文经典
以仁慈、智慧、无畏之心，做促进医学人文建设、关爱人类健康之事